Krebsvorsorge und Heilung
durch Jogging und gesundes Leben

Dr. med. Ernst van Aaken

Krebsvorsorge und Heilung

durch Jogging und gesundes Leben

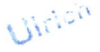

Meyer & Meyer Verlag

© 1984 by Meyer & Meyer Verlag, Aachen
Einbandgestaltung: M. Krupp, Aachen
Satz Times, Fotosatz Sigrid Münch, Kall
Druck Queck Offset Druck, Jüchen 2
Printed in Germany 1984
ISBN 3-89124-007-4

Inhaltsverzeichnis

Prophet des Dauerlaufs

Am 2. April starb der »Vater der Dauerlaufbewegung« 74jährig in Waldniel/Niederrhein, von wo aus er in den letzten dreißig Jahren als Mediziner und Trainer Wandlungen in der Leichtathletik und im Körperbewußtsein provozierte.

Mit seinen Ideen war er häufig seiner Zeit voraus und bot immer wieder Modelle außerhalb der gängigen Pfade der Schulmedizin und der programmierten Trainingslehre an, wodurch er lange Zeit zu den umstrittenen Persönlichkeiten im deutschen Sport zählte. Viele sahen in ihm einen Kopernikus, der ein neues Paradigma der Erklärung der Zivilisationskrankheiten vorschlug, nachdem das Lösen der vielen kleinen Probleme die Erkenntnisse bei der Krebstherapie, dem Herzinfarkt oder auch dem sportlichen Training nicht wesentlich weiter gebracht hat.

Worin liegt seine Wende? Der Mensch, so seine These, muß zu seinen ursprünglichen Anlagen zurückkehren. Der Jäger und Sammler ist Dauerläufer oder zumindest Dauerleister. Der gut geschulte, ausgebaute Stoffwechsel sorgt von selbst über die Zeit hinweg für inneres Gleichgewicht, nimmt Krebszellen die Möglichkeit zur Wucherung, da genügend Sauerstoff vorhanden ist, beugt Herzerkrankungen vor, da das Herz besser trainiert ist, und ist die Voraussetzung für jede sportliche Leistung.

Dieser Botschaft folgten Millionen Amerikaner, die van Aaken als Propheten des Joggings gefeiert haben. Mit der Jogging-Welle ging in den USA die Herzinfarkt-Häufigkeit zurück. Zufall?

Alte Langstreckler bekommen statistisch überzufällig seltener Krebs als die Normalbevölkerung. Aber auch bei van Aakens Krebsforschungen, die noch vom Nobelpreisträger Warburg angeregt wurden, gibt es über den Zusammenhang von Ursache und Wirkung unterschiedliche Erklärungsversuche.

Ein Wunderheiler wollte er nie sein: Wer anfängt zu laufen, bekommt nicht nur einen besseren Allgemeinzustand, sondern auch mehr Selbstbewußtsein und Behauptungswillen. So hat er versucht, die Kraft in jedem einzelnen zu wecken, als Trainer und Arzt.

Mit dem Vorwurf, Intervalltraining unter Sauerstoffschuld bewirke Krebserkrankungen, da die Krebszellen unter Sauerstoffmangel wuchern, provozierte van Aaken in den fünfziger und sechziger Jahren eine heftige Diskussion vor allem mit Waldemar Gerschler und Herbert Reindell, die von der Universität Freiburg aus ihre Sportmedizin und Trainingslehre vertraten. Sie verlangten, daß man wettkampfähnlich übte, während van Aaken die Voraussetzungen der Leistungsfähigkeit wettkampf-fern verbessern wollte. In den letzten Jahren haben die Schulen miteinander Frieden geschlossen, van Aakens letztes Buch ist unter anderem auch Reindell gewidmet. Heute hat sich eine Mischform durchgesetzt, die von beiden Systemen profitiert.

Van Aaken wies die physische Überlegenheit der Frau auf den sehr langen Strecken nach und propagierte folgerichtig den Marathonlauf für Frauen, als ihnen in der Leichtathletik erst der 800-Meter-Lauf als längste Strecke gestattet war. 1973 veranstaltete er den ersten Marathonlauf nur für Frauen, 1979 die erste, noch inoffizielle Frauen-Marathon-Weltmeisterschaft und 1983 schließlich einen 100-Meilen-Lauf nur für Frauen. Seinen großen Triumph, daß der Frauen-Marathonlauf in Los Angeles zum erstenmal olympisch geworden ist, konnte er nun nicht mehr erleben.

Seine Erkenntnis, daß Kinder lieber länger laufen und daß es ihnen auch besser bekommt, hat inzwischen Eingang in die Wettkampfbestimmungen der Fachverbände gefunden, auch wenn sie sich im Schulsport noch nicht durchgesetzt hat.

Im November 1972 wurde Ernst van Aaken bei einem nächtlichen Training überfahren. Mit amputierten Beinen, seinen »dicken Sohlen«, hat er weiter versucht, sich fit zu halten, und sich nun verstärkt der Wissenschaft und der medizinischen Praxis gewidmet. Mit einer Fülle von Vorträgen, Briefen, Büchern, Artikeln, Fernsehauftritten versuchte er zudem, seine Ideen auch Nicht-Fachleuten nahezubringen. Vom Hochleistungssport wandte er sich teilweise ab und widmete sich der Präventivmedizin. Auch hier war er seiner Zeit voraus, indem er zeigte, daß der Mensch nur durch kritische Haltung und Körperbewußtsein den Zivilisationskrankheiten begegnen könne. So wie er früher den mündigen Athleten wollte, forderte er jetzt den mündigen Patienten.

Leichtathletik und Wissenschaft sind um einen wichtigen Impulsgeber und ein kritisches Regulativ ärmer geworden.

Prof. Dr. Arndt Krüger

Krebs muß nicht so furchtbar sein

Man kann es nicht begreifen, daß unsere Aufwendungen für Gesundheit und Medizin immer größer und kostspieliger werden und die Menschen seit dem letzten Kriege immer kränker, besonders in den Erkrankungen des Herzinfarktes und des Krebses. Dies kann doch nur darin seine Ursache haben, daß wir unsere Lebensweise gegen früher bedeutend geändert haben und daß der gewaltige Apparat der Diagnostik und Therapie der Schulmedizin gegenüber diesen Zivilisationskrankheiten irgendwie falsch liegt.

Zwei der wichtigsten Krankheitsursachen sind der Mangel an täglicher Ausdauerbewegung und das Zuviel an Nahrung.

Medizin und Gesundheitswesen nehmen einen solchen Umfang an, daß die Bevölkerung gerade durch das fehlgeleitete Gesundheitswesen erkrankte und in dieser Beziehung ungeheure Kosten hervorgerufen werden. Aber auch die Umwelt wurde für uns immer gefährlicher durch eine unübersehbare Anzahl von Giften und unnötigen Medikamenten.

Nach 100jähriger Forschung zur Entstehung des Krebses mit tausenden Irrwegen kann man sich heute nur zwei oder drei Möglichkeiten zur Entstehung des Krebses denken, und darin sind sich die maßgeblichen Forscher einig.

Es wurden zum Beispiel verschiedene Theorien der Tumorentwicklung auf Molekülebene vorgeschlagen. Nach dem Modell der Tumorentstehung durch Mutationen nach K. H. Bauer 1928 kann die Krebserkrankung der Zellen über Anhäufung zufällig verteilter Mutationen im Molekül der Desoxyribonukleinsäure (DNS) einer Zelle zufällig entstehen. Die krebserzeugende Information kann dann auf Messenger RNS, die sogenannte Boten-Ribonukleinsäure, übertragen werden und bei der Synthese der Eiweißkörper der Zelle sozusagen als falsche Boten-Nachricht übertragen werden.

Auch eine Anzahl experimenteller Beweise wies auf eine Tumor-Virus-Theorie hin, weil gewisse Viren aus einer krebsverdächtigen Zelle entnommen und normalen Zellen injiziert, dann Krebs verursachen konnten.

Aber schon Warburg, Nobelpreisträger 1931 für Physiologie und Medizin, sprach sich gegen die Tumorentstehung durch Viren als letzte Ursache aus, denn nach seiner Meinung müßten dann in allen 70 Formen von Krebs Viren gefunden werden, was nicht der Fall ist.

Eine neuere statistische Analyse von Boyland 1968 hat gezeigt, daß weniger als 5 Prozent der Tumorentstehung Viren zuzuschreiben sind, wenn überhaupt.

Der Nobelpreisträger 1937, Albert Szent Györgyi, heute in Boston, hat in seinem Buch »Biology and Cancer« eine Bio-elektronische Theorie des Krebses angedeutet. Er glaubt, daß eine Substanz, die Methyl-Glyoxal genannt wird, der erste Regulator des Zellwachstums ist.

Er glaubt, daß die außerordentlich aktiven Glyoxalase-Enzyme, die das Methyl-Glyoxal zerstören, die Hauptschuldigen im Krebswachstum sein könnten. Die meisten Eiweißkörper streben danach, Isolatoren zu sein und keine Konduktoren von elektrischen Ladungen. Leitungsvermögen wird aber von einer Zelle verlangt, um ihre normalen Funktionen zu erfüllen.

Szent Györgyi behauptet nun, und er hat viele experimentelle Beweise, daß das Methyl-Glyoxal, verbunden mit Protein-Molekülen, sie leitend macht, indem es dabei den Ladungsübergang von Elektronen von einem Molekül zu einem anderen erleichtert. In einer latenten Krebszelle werden die Orbitale der Proteinmoleküle »gesättigt«, das heißt Elektronen werden gepaart, und es ist kein Platz für den Übergang eines Elektrons von einem Molekül zu einem anderen. Wenn ein Mangel an Methyl-Glyoxal besteht oder ein Überschuß an Glyoxalase, gibt es keinen Ladungsübergang, und die Zellen arten zu dem nicht aufzuhaltenden Zustand aus, den wir Krebs nennen.

1962 wurde von Bush die »reading error theory« vorgeschlagen, also eine fehlerhafte Ablesung, nach der die krebserzeugende Information bereits in den DNS-Molekülen der normalen Zellen enthalten ist, aber nicht wirksam werden kann, weil diese Teile der DNS durch besondere Blockierungsproteine unterdrückt sind. Wenn sich eine sekundäre krebserzeugende Ursache an das Blockierungsprotein bindet, kann dieses losgelöst werden, und der krebserzeugende Teil der DNS ist frei, um seine Information der Boten-Ribonukleinsäure zu übermitteln, welche dann in die Eiweiß-Synthese der Zellen übersetzt wird.

Nach neuesten genetischen Untersuchungen kann man annehmen, daß spezifische krebserzeugende Gene an verschiedenen Stellen des DNS-Moleküls lokalisiert sind.

Ursache der Krebsentwicklung

Es scheint, daß die Ursache der Krebsentwicklung in über 90 Prozent der Fälle chemischen Ursprungs ist.

Wie Szent Györgyi wiederholt dargelegt hat, kann aber eine Elektronenübertragung die Leitfähigkeitseigenschaften von Proteinen stark beeinflussen.

Nach Ladik und Otto wird durch Carcinogene die Ladungsübertragung zwischen DNS und Eiweiß vermindert, und damit vermindert sich auch die Leitfähigkeit der Proteine. Dieses Modell erklärt auch die Änderung des Sauerstoffwechsels in der Tumorzelle, für die die Leitfähigkeit der Proteine eine entscheidende Rolle spielt. Mit Hilfe der Quantenbiochemie bemühen sich Ladik und Mitarbeiter in den submolekularen Bereich vorzudringen, die Elektronenstrukturen sowie die Potentialfunktionen von Molekülen zu berechnen und damit eine neue Deutung des Mechanismus der Krebsentstehung zu liefern.

Entgegengesetzt zu den Punktmutationstheorien hat der Diplom-Chemiker Erich Klemke, Mannheim, eine Theorie ausgearbeitet, daß die Ursache der Verkrebsung durch den Zerfall der Organellmembranen, insbesondere der beiden Mitochondrien-Membranen, geschieht. Als natürliches Cytostaticum wurde schließlich von Klemke das Delta-1,4 Dien — 11 — Deta — Keto — 12 Beta — Hydroxy — 22, 25 0 — cyclo — 24 Methyl — Choleston — 3 — on, erkannt, als *Tumosteron* bekannt, als reaktive Endiol-Form der Killerzellen-Aktivsubstanz.

Meine eigene Theorie zur letzten Ursache des Krebses verbesserte die Theorien Warburgs und der Forscher Pitot und Heidelberger 1963 und sieht die nicht mehr aufzuhaltende Produktion an Eiweiß in der Krebszelle in der *Öffnung* eines Operators durch überschüssigen Wasserstoff und die Blockierung des Operators in der DNS im Überschuß des Sauerstoffs, der ein normales Wachstum der Zellen garantiert. Meine Theorie basiert auf drei Voraussetzungen:

1. der Sauerstoff ist der Lebensstoff,
2. der Wasserstoff ist für den Menschen der böse Feind und die Säure an sich,

3. die Zusammenkunft von Wasserstoff und Sauerstoff in der Zell-atmung ergeben Energie als Endprodukt der Atmungskette, und wenn diese gestört ist, müssen die Störungen sich fortpflanzen bis in die Eiweiß-Synthese der Zellen.

Im Einzelnen nun folgendes:
Sauerstoff entstand durch die Fotosynthese seit 1 Milliarde Jahren aus dem Wasser der Pflanzen, und in einem Urmeer wurden schließ-lich Moleküle zusammengeführt, die den heutigen Eiweiß-Stoffen ähnlich waren. Im Laufe der Jahrmillionen hat sich der Sauerstoff durch die grünen Pflanzen immer mehr in der Atmosphäre vermehrt und wir sind heute bei 20,9 Prozent Sauerstoff in der Atmosphäre angelangt.

Der Wasserstoff ist das leichteste aller Atome und das häufigste Element des Weltalls, das aus 99 Prozent Wasserstoff besteht. Die Zusammensetzung unserer Sonne als älterer Stern beträgt 83 Pro-zent Wasserstoff, 16 Prozent Helium, und 1 Prozent verteilt sich auf die übrigen Elemente. Der menschliche Körper aber enthält *63 Pro-zent Wasserstoff*, nur 25,5 Prozent Sauerstoff, nur 9,5 Prozent Koh-lenstoff, 1,4 Prozent Stickstoff, und alle anderen restlichen Elemen-te machen knapp 1 Prozent aus. (Siehe Lehninger, Biochemie 1977)

Der Sauerstoff ist in der gewöhnlichen Luft mit der vierfachen Stickstoffmenge verdünnt, nämlich 79 Prozent. Die Verdünnung be-wirkt, daß die meisten Verbrennungsvorgänge auf der Erde mit mä-ßiger Geschwindigkeit ablaufen. Eine solche langsame Oxydation ist unsere Atmung. Bei ihr bildet sich infolge Zusammenkunft von Wasserstoffelektronen und Sauerstoff letztlich Energie als Adenosin-Tri-Phosphorsäure (ATP) und als sozusagen Abfallstoffe Wasser und Kohlensäure.

Die Krebserkrankung trifft nur mehrzellige Lebewesen, wie auch den Menschen mit seinen 60 bis 100 Billionen Zellen, die in der Erd-geschichte seit etwa 1 Milliarde Jahren nur vom Sauerstoff leben. Vorher muß die Ur-Atmosphäre stark reduzierend gewesen sein, al-so das Gegenteil der Oxydation, und enthielt hauptsächlich Elektro-nenspender. Das Eiweiß war damals für Elektronen nicht-leitend.

Nach 3 Milliarden Jahren, seit der Entstehung der Erde, trennte langsam entstehender Sauerstoff als bester Elektronenempfänger für den Menschen in den Eiweißen Elektronenpaare und ließ freie

Radikale entstehen, wie zum Beispiel NH_3 — Ammoniak oder CH_4 — Methan.

Die Oxydation ist nun bekanntlich eine Abgabe von Elektronen und die Leduktion eine Aufnahme derselben, und die Zellatmung ist nur dazu da, um den Wasserstoff und seine Elektronen zum Sauerstoff führen zu lassen und diesen mit negativer Elektrizität, das heißt Elektronen, zusammenzubringen. Dabei bilden sich, wie erwähnt, Energie, Wasser und Kohlensäure.

Es ist nun eine wunderbare Tatsache, daß der menschliche Organismus, in dem wir bis jetzt etwa 2 000 Fermente festgestellt und kristallisiert haben, allein 200 Fermente bereitstellt, die nur die Aufgabe haben, den Wasserstoff aus dem Organismus und aus der Nahrung herauszulösen, über die Atmung zum Sauerstoff zu bringen und dadurch Energie zu speichern.

Bei verminderter Atmung, zum Beispiel bei Sauerstoffmangel, kehrt sich langsam die Zellatmung um, wie Klingenberg und Mitarbeiter in Amerika festgestellt haben, und bei Fehlen von Sauerstoff kann nach Klingenberg der Elektronentransport rückwärts laufen.

Bei Sauerstoffmangel entsteht eine Stauung der Elektronen und der Radikalen, welche letztere in einer Kettenreaktion ausarten können beim Reagieren mit einem Kohlenstoffatom.

Da nun die Umkehrung der Atmung bei Sauerstoffmangel erwiesenermaßen Tatsache ist, kann man diese Tatsache mit anderen Ergebnissen der Biochemie verbinden, nämlich, daß auf der Oberfläche der Atmungsenzyme dann Veränderungen vor sich gehen, die eine andere elektrische Ladung bedingen und das Volumen des Eiweißes in den Atmungsfermenten vergrößern. Durch Rückwärtslaufen der Atmungsreaktion bei Sauerstoffmangel werden so die Fermente grundlegend in ihrem Eiweiß verändert.

Es sei noch kurz erwähnt, daß die Desoxyribonukleinsäure als Erbsubstanz speziell mit den Genen als Erbsubstanz aus zwei mikroskopisch kleinen Fäden besteht, ähnlich einer Strickleiter, und zwischen diesen beiden Fäden finden sich als Holme der Strickleiter 4 Basen, nämlich Adenin, Thymin, Guanin und Cytosin, die sich in verschiedenen Paaren gegenüberstehen und durch Wasserstoffbrücken verbunden sind.

Nun haben die Nobelpreisträger 1965, Jacob und Monod, Frankreich, den Gedanken gehabt, daß es regulierende Teile der

13

Erbsubstanz gibt und auf der DNS Schaltstellen, die man als Operatorgene bezeichnet. Diese bestimmen nach meiner Theorie durch An- und Abschalten, ob Eiweiß hergestellt wird oder nicht. Nach meiner Hypothese kann man die Atmungsenzyme mit überschüssigem Sauerstoff als Bremssubstanzen für das schrankenlose Wachstum bezeichnen, wobei nicht mehr Eiweiß hergestellt wird, als zum vorprogrammierten gesunden Wachstum nötig ist. Fehlt aber Sauerstoff und wird die Schaltstelle durch überschüssigen Wasserstoff verschlossen, weil die Atmungsenzyme die gestauten Wasserstoffelektronen in der Art eines allosterischen Effektes aufgenommen haben, dann wird die Schaltstelle eben nicht mehr durch Sauerstoff verschlossen, sondern durch Wasserstoff offen gehalten und der Aufbau von Eiweiß kann nicht mehr gebremst werden.

Vorher wird bei Sauerstoffmangel in den Molekülen der Gene der DNS ein Wasserstoffüberschuß hervorgerufen, und so werden die Elektronen und die Wasserstoffatome in der Erbsubstanz manchmal vertauscht oder umgewechselt. Die Erbsubstanz ist dann verändert und gibt bei Matrizenabdruck durch die Ribonukleinsäure zur Herstellung von Eiweiß die entstandenen Fehler einfach weiter, so daß fehlerhaftes Eiweiß entsteht, wie schon Kögl 1939 das Eiweiß der Krebszellen als fehlerhaft erkannte, indem es statt L-Aminosäuren D-Aminosäuren enthält.

Wenn also der Sauerstoff knapp ist, sich Wasserstoff und Elektronen stauen, der Organismus gezwungen ist, statt mit der Atmung teilweise die Gärung als Energiebildung einzuschalten, wie Warburg 1923 bis 1926 gefunden hat, dann wird durch diese Gärung das Leben der Zellen nur noch notdürftig erhalten, und es wird nur noch der 19. Teil der Energie gebildet gegenüber der Energie, wie sie bei der Sauerstoffatmung entsteht.

Man weiß nun seit den Forschungen des Nobelpreisträgers Sutherland, USA, 1971, daß ein Teil der ATP-Energie in cyclisches AMP umgewandelt wird. Dieses cyclische AMP (Adenosin-Mono-Phosphorsäure) reguliert einen ganzen Komplex von Hormonen, die die Lebensvorgänge an- und abschalten können. Ich habe nun den Unterschied in den Substanzen AMP, ATP und Milchsäure im Vergleich bei 6 Krebskranken und bei 6 Spitzenkönnern im Langstreckenlauf untersucht. Dabei ergab sich, daß die Krebskranken 5 mal weniger AMP aufwiesen als der normale Mensch und etwa 10 mal weniger AMP als die Spitzenkönner, dafür aber sehr viel Milchsäure im Blut hatten, wie schon Warburg im Tierversuch feststellte. Diese Ergebnisse wurden durch den spanischen Biologen Prof. Pujol-Amat, Barcelona, 1978 an Langstreckenläufern bestätigt.

Die Menge des cyclischen AMP und des ATP kann man also als einen Maßstab der Leistungsfähigkeit des Organismus betrachten, auch eventuell in der Abwehr des Krebses.

In neuerer Zeit zieht auch eine Stoffklasse, die sogenannten Prostaglandine, die Aufmerksamkeit in der Krebsforschung auf sich, beziehungsweise stützen sie meine Theorie und Prophylaxe des Krebses.

Prostaglandin-Synthese-hemmende Eigenschaften von Aspirin, Steroiden, sind belegt, auch durch die eigenartig gesunden Wirkungen des Langstreckenlauftrainings.

Prostaglandine sind Abkömmlinge der ungesättigten Fettsäure Arachidon. Sie haben eine Wirkung auf die Membran-Stabilität und den Transport der Ionen Natrium, Kalium und Calcium. Calcium wird erhöht freigesetzt, und das Carcinom der Schilddrüse zum Beispiel geht mit einem großen Überschuß an Calcium einher. Prostaglandine regulieren auch die Konzentration des cyclischen AMP, indem sie die Bildung des cyclischen AMP aus der Adenylatcyclase in den Membranen der Zelle katalysieren oder hemmen. So ist es schon länger bekannt, daß eben Steroide und Aspirin Prostaglandine hemmen, und nach meiner Meinung wirkt jahrelanges Ausdauertraining hemmend auf die unerwünschten Eigenschaften gewisser Prostaglandine, wie zum Beispiel die Verklumpung der Blutplättchen und dadurch die Entstehung von Thrombosen. Durch Kochsalzzufuhr kann man die Prostaglandin-E_2-Produktion hemmen und dadurch das blutdruckerhöhende Renin ausschalten, weil umgekehrt Prostaglandin-F_2 dann überreichlich gebildet wird und die Verklumpung der Blutplättchen verhindert. So greift eine chemische Reaktion in die andere und verhindert vielleicht auch dadurch, daß sich Krebsmetastasen bilden.

Mit der Kombination der im Jacob-Monodschen System eintretenden Induktionen und Bremsungen der Eiweiß-Synthese haben vor mir die Forscher Pitot und Heidelberger 1963 ein System der Krebsentstehung konstruiert, welches meiner Hypothese ähnlich war, aber nicht erklärte, wie die ununterbrochene Eiweißproduktion in der Krebszelle zustande kommt.

Die Existenz der Zellatmung ist also das Leben, und ihre Umkehr und Störung durch Sauerstoffmangel und nachfolgendem Wasserstoff- und Elektronenüberschuß ist heute in zwei Krankheiten besonders zu erkennen: in der Form der Krebskrankheit und des Herzinfarktes, denn beide sind letzten Endes durch Sauerstoffmangel entstanden.

Kommen wir nun zu den neuen Aspekten der Krebsbekämpfung- und -entstehung, wie sie Prof. Krokowski, Kassel, vertritt und in einem Kongreßbericht von 1978 zusammengestellt hat. Einige Vorbemerkungen aus meinem Buch »Zivilisationskrankheiten und ihre Verhütung«:

Die Bezeichnung Krebs gebrauchen wir für sämtliche Formen bösartigen Tumorwachstums. Ein Tumor besteht aus einer Gruppe körpereigener Zellen, die sich der Wachstumssteuerung des Organismus entzogen haben. Die Unabhängigkeit der Tumorgeschwulst zeigt sich in Gestalt und Konstruktion seiner Zellen und in der Eigenständigkeit des Tumorgewebes.

Tumorzellen wachsen wie sie wollen. Sie wachsen, wo sie nicht sollen und dienen dem Organismus nicht mit einer Funktion im gesunden Sinne.

Bösartige Tumorzellen stellen massenhaft Eiweiß her, das dem Organismus gar nichts nützt, und hier haben wir einen Hinweis, daß die Ursache des Krebses letzten Endes im Eiweiß der Zelle erforscht werden muß, denn die Eiweißmoleküle sind die Grundbausteine des Lebens.

Es gibt auch Tumoren, bei denen es zweifelhaft ist, ob sie die bösen Eigenschaften des Krebses in sich tragen, denn sie haben manchmal ein jahrzehntelanges Wachstum oder sogar einen Stillstand. Diese sogenannten Vorkrebse werden vor allem in der Brust, im Dickdarm und Kehlkopf, in der Harnblase, in der Prostata und in der Haut gefunden. Besonders häufig finden sie sich im Muttermund der Gebärmutter. Sie verhalten sich dort meistens nicht so bösartig und bilden weniger Metastasen.

Als Hort eines bösartigen Tumors bleiben sie im oberflächlichen Zellverband liegen, ohne in das tiefere Gewebe einzudringen und ohne das umgebende Gewebe zu zerstören. Dieser Krebs des Muttermundes der Gebärmutter ist verhältnismäßig gut zu heilen, denn an keinem anderen Organ ist die Krebsfrüherkennung so gut

16

möglich, und eigentlich nur hier ist eine Vorsorgeuntersuchung angebracht.

Beruhigend ist, daß Krebs nicht gleich Krebs ist und sich manche Krebstumoren jahrelang ruhig verhalten. So ist auch das Wachstum des Prostatakrebses ein sehr langes, welches man gar nicht stören sollte, denn es gibt genügend Fälle, wo diese Krankheit im 50. und 60. Lebensjahr entdeckt wird und der Betreffende ohne Operation und Manipulation 70, 80 und 90 Jahre alt wurde. Wir müssen daran denken, daß eventuell alle Zellen des Körpers latent in der Lage sind, zu Krebszellen zu werden, und es nur eines äußeren Anstoßes und eines Stresses bedarf, um sie in Krebszellen umzuwandeln.

Manche Zellen aus bösartigen Tumoren befallen besonders leicht die Knochen, während zum Beispiel die Milz oder das Herz nur ganz selten befallen werden. Daraus kann man schließen, daß der Herzmuskel biologisch besonders gesichert ist, und es gibt Hinweise dafür, daß wichtige Stoffe sich eben im Herzmuskel vermehrt finden. So ist das viel geschmähte Cholesterin beispielsweise in der Herzmuskulatur zu 2 000 mg zu finden, und der weise Organismus hat doch sicher damit etwas Zweckmäßiges gewollt, wie ja alle Ausdauermuskeln des Menschen mehr Cholesterin enthalten, wie zum Beispiel die Gebärmutter.

Es ist ganz sicher so, daß viele Tumoren im Leben nie entdeckt werden, Gott sei Dank, und der Mensch nichts davon merkt und schließlich im höheren Alter stirbt, wobei dann ohne vorgenommene Sektion gesagt wird: »Er starb an Altersschwäche, er hatte ausgelebt.«

Bedenken wir, daß der Begründer der Pathologie Virchow, der sicher so gut ein Tumorpräparat erkennen konnte wie die heutigen Pathologen, sich dennoch irrte, als er bei Kaiser Friedrich III 1888 feststellte, er habe keinen Kehlkopfkrebs, sondern eine Kehlkopftuberkulose. Einige Monate später starb Kaiser Friedrich an Kehlkopfkrebs.

Es taucht immer wieder die Frage auf: »Gibt es keine Krebse, die von selbst heilen? Hat der Körper nicht soviel Abwehrkräfte, daß er mit den Anfangsstadien eines Krebses von selbst fertig wird?« Hier glaube ich, beißt sich die medizinische Statistik selbst in den Schwanz, wenn sie nach Karl-Heinz Bauer nur 156 gesicherte Selbstheilungen kennt. Man sollte besser sagen: zufällig zur Kenntnis gekommen sind, denn wer kennt die Völkermassen zum Beispiel Chinas oder Afrikas und wie oft es dort Krebse gegeben hat, die von selbst geheilt sind?

Nun glaubt man, daß die beste Tumorbehandlung die sei, den Tumor früh zu erkennen. Dagegen wurde schon gesagt, daß eine einzige Zelle, durch irgendeinen Vorgang geschädigt, zur Krebszelle wird und sich dann als Krebszelle teilt.

Der Chemiker Klemke schrieb mir: »Es ist ein Trugschluß und kommt einem Kunstfehler gleich, zu glauben, ein Patient sei Krebsfrei, nur weil sich im Röntgenbild noch keine Geschwulst abzeichnet, denn bei einer Verdoppelungsrate von 20 bis zu 200 Tagen — je nach Tumorart und entsprechend gut funktionierendem Immun-Abwehrsystem, können bis zu 30 Jahre vergehen, bis sich aus einer einzigen Tumorzelle ein Tumor von 1 cm Durchmesser entwickelt, der eine Milliarde Tumorzellen enthält. Nach Prof. Krokowski haben Lungenkrebszellen zum Beispiel eine Verdoppelungsrate von 130 Tagen, bis zur Größe eines Lungentumors von 1 cm sind 30 Verdoppelungscyclen erforderlich. Das sind 30 mal 130 = 3 900 Tage oder ungefähr 11 Jahre.«

Die Krebskrankheit beginnt also nicht mit dem Tumor, sondern der Tumor ist bereits ihr Endstadium.

In einem Artikel der Zeitschrift »Der Kassenarzt« (Heft 4/1979) steht unter anderem: Krokowskis Erkenntnis ist: »Bei einer Untersuchung dürften auf keinen Fall bösartige Tumoren verletzt werden.« Und der wichtigste Satz in diesem Artikel ist die Aussage von Krokowski: »Die meisten Metastasen entstehen bei der Erstbehandlung.«

Vier von fünf Patienten, die dem Krebs erliegen, sterben an ihren Metastasen und nicht am Frühtumor.

Die Erstbehandlung ist aber die Konsequenz der von Frau Dr. Scheel so propagierten Vorsorgeuntersuchung, und man kann dann logisch folgern, daß durch die Voruntersuchung, wie auch gerade Prof. Hackethal zum Prostatakrebs behauptet hat, die Auslösung von Metastasen provoziert wird.

Häufigkeit der Krebserkrankungen

In der Bundesrepublik Deutschland erkranken jährlich etwa 230 000 Personen neu an Krebs. Das sind bei 70 Millionen Bundesbürgern jeder 304., also nicht jeder 5. oder 4. wie häufig gesagt wird.

Mehr als 700 000 müssen jährlich behandelt werden, also jeder 100., und etwa 150 000 sterben pro Jahr an Krebs, also jeder 466. der Bevölkerung.

Man sieht aus diesen Zahlen, wie die Angst der Menschen hochgepeitscht wird durch eine Interpretierung der Statistik, die sie verunsichert.

Die häufigsten Krebsarten sind:
Krebs an Atmungsorganen, Magendarmkrebs, Prostatakrebs, Brustkrebs, Gebärmutterkrebs, Krebs an Nieren und Blase. Diese machen beim Manne und bei der Frau 70 Prozent aller Krebserkrankungen aus.

Jährlich erkranken circa 15 000 Männer an Prostatakrebs neu und circa 7 000 sterben pro Jahr daran. Die radikale Prostataoperation führt regelmäßig zur Impotenz. Ein Erkrankungsrisiko beim Prostatakrebs von 1:4 000 bedeutet keine persönliche Bedrohung, und so ist es fraglich, ob man hier überhaupt eine Vorsorgeuntersuchung benötigt.

Beim Brustkrebs kommt der entscheidende Einfluß auf die Lebenserwartung nicht den heutigen Behandlungsmethoden, sondern dem biologischen Status der betreffenden Frau zu, wie ich bei mehreren Langstreckenläuferinnen zeigen konnte.

Die 5jährige Beobachtungszeit eines behandelten Brustkrebses ist zu kurz, denn zwischen dem 5. und 10. Beobachtungsjahr stirbt jede 5. bis 6. Frau an ihrem Brustkrebs.

Nach Ansicht namhafter Krebsspezialisten kommt der Brustkrebs bei den Operierten fünfmal häufiger vor als bei der Durchschnittsbevölkerung.

Die Lebenserwartung der gänzlich unbehandelten Brustkrebse liegt etwa 10 Monate höher als die der Behandelten.

Bestimmte klinische Ergebnisse der Krebsoperationen der Brust können kaum anders gedeutet werden, als daß durch chirurgische Eingriffe beim Brustkrebs zwangsläufig in etwa 30 Prozent der Fälle Metastasen produziert werden.

Im Grunde aber ist der Brustkrebs im Vergleich zu allen anderen Organkrebsen als eine biologisch fast gutartige Geschwulst anzusehen.

Die Verdoppelungszeiten des Tumorwachstums variieren von Tumor zu Tumor in hohem Grade, nämlich von sehr schnell wachsenden Tumoren mit Verdoppelungszeiten von 44 Tagen zu sehr langsam wachsenden Tumoren mit Verdoppelungszeiten von 1 869 Tagen, gleich weit über 5 Jahre.

Die Häufigkeitsverteilung des Krebses der verschiedenen Lebensalter zeigt, daß für eine angenommene Tumorgröße von 2 cm das durchschnittliche Patientenalter bei 55 Jahren lag. Für eine angenommene Tumorgröße von 1:10 mm, daß heißt eine erste einzelne Tumorzelle, würde dann das durchschnittliche Patientenalter, zurückgerechnet, circa 35 Jahre betragen. Durchschnittlich würden also 20 Jahre von einer ersten Tumorzelle bis zum 2 cm großen Tumor vergehen, wenn das Wachstum gleichmäßig bleibt.

Die Beobachtungen über die Wachstumsgeschwindigkeit unterstützen die Hypothese, daß Brustkrebs in den meisten Fällen nicht durch tumorauslösende Substanzen hervorgerufen wird, sondern daß Brustkrebs eher die Folge ungünstiger Erbmasse und statistischer Zufälligkeiten ist, wahrscheinlich auch der chirurgischen Behandlung.

In diesem Falle scheint jeder Streß, jede zusätzliche Schädigung, besonders Operationen, dazu fähig zu sein, ein Vordringen des Wachstums von wenigen Krebszellen zu einer Krebsgeschwulst zu realisieren, wie schon Warburg angenommen hatte und mir 1970 schrieb, daß der Mensch durch sein Eingreifen die Metastasen verursacht.

Die absolute Zunahme der Krebssterbeziffern ist lediglich auf die Veränderung der altersmäßigen Zusammensetzung der Bevölkerung, nämlich auf die Erhöhung des Anteils der älteren Personen, zurückzuführen, die vorwiegend dem Krebs erliegen. So ist also die Sterblichkeit an Krebs im Durchschnitt nicht gestiegen.

Die mit Chemotherapie heilbaren Tumoren sind durchweg selten und machen weniger als 10 Prozent des Krankengutes aus.

Bei den häufigen Tumoren der Brustkrebse, der Bronchialkrebse und der Tumoren des Magens und Darmes waren bisher in keinem Falle Heilungen durch Chemotherapie möglich, und es war nur ausnahmsweise der Chemotherapie ein längerfristiges Überleben zu verdanken. Die Qualität aber der Ergebnisse nach Operation, Bestrahlung und Chemotherapie ist oft grauenvoll und Grund eines furchtbaren Siechtums. Dies nennt man dann leider 5 Jahre-Überlebenszeit und Heilung.

Es gibt einzelne Fälle, wo eine chemische Behandlung Erfolg haben kann. So ist die cytostatische Stoß-Therapie, zum Beispiel mit Methotrexat kombiniert mit Citrovorumfaktor, in der Behandlung des Osteo-Sarcoms von unumstrittenem Wert.

Prof. Krokowski sagte in seinem Vortrag in Kassel: »Wir treten mit der behandelnden Krebstherapie sei 20—25 Jahren auf der Stelle. Bezogen auf gleiche Tumorstadien konnten in den letzten 2 bis 3 Jahrzehnten keine entscheidenden Fortschritte erzielt werden.«

Der kürzlich veröffentlichte Report des National-Cancer-Institute brachte für eine Zusammenfassung aller Krebsarten eine 5-Jahres-Überlebensrate von 39 Prozent für den Zeitraum von 1950—1959 und von 1967—1973 41 Prozent, also ebenfalls keine nennenswerte Erfolgssteigerung in 20 Jahren.

Wir beobachten heute immer mehr, daß 2 Jahre nach der Operation ein plötzliches Aufschießen von Lungenmetastasen erfolgt, besonders nach der Brustkrebsoperation, wo man die örtlichen Lymphknoten mitentfernt hatte.

Die Ergebnisse in der wissenschaftlichen medizinischen Behandlung des Krebses besagen, daß man sogenannte Frühkrebse in vielen Fällen heilen kann, aber diese Eingriffe provozieren die Metastasen und verschlimmern damit die Krankheit und beschleunigen sie.

Man muß bedenken, daß am Primärtumor kaum mehr als 20 Prozent aller Krebspatienten sterben, aber 80 Prozent erliegen den Folgen der Metastasierung, die wir wahrscheinlich durch unsere Behandlung provozieren.

Daß bei operativen Eingriffen bei bösartigen Krebsgeschwülsten in den Venen Tumorembolien nachgewiesen worden sind, ist hinlänglich bekannt.

An einer Aussaat von Krebszellen kann kein Zweifel bestehen, und es ist unzweifelhaft das Verdienst von Prof. Krokowski, bewiesen zu haben, daß der Ausgang der Metastasierung vielfach auf den operativen Eingriff zurückzuführen ist.

Versuche, die Metastasierung zu unterbinden, können durch die Steigerung der Abwehrkraft des Organismus erfolgen, wie zum Beispiel die Versuche an Langstreckenläufern von van Aaken zeigen. Dazu ist es möglich, durch Vorbestrahlung operabler Tumoren die Gefahr der Metastasierung herabzusetzen.

Besonders die Probeexision an gesunden Knoten mit gesundem Ergebnis schlägt allen Prinzipien der Therapie des Krebses und seiner Vorbeugung ins Gesicht. Man sollte sie als Kunstfehler brandmarken.

Wenn man die Diagnose des Vorliegens einer bösartigen Geschwulst mit großer Wahrscheinlichkeit stellen kann, sollte man ohne histologische Sicherstellung schon eine Vorbestrahlung durchführen, die, soll sie wirksam sein, bis zu Dosen von 2 000 bis 3 000 rad geführt werden muß. (Prof. Zuppinger, Bern).

Mit dem Auftreten des radiogenen Schutzeffektes der Vorbestrahlung geht ein Ansteigen der Gamma-Globuline einher. Dasselbe hat man bei Marathonläuferinnen beobachtet (Prof. Liesen, Köln).

Trousseau hat 1965 als erster eine erhöhte Thromboseneigung bei Krebskranken erkannt. Warren konnte 1970 elektronenoptisch zeigen, daß sich Thrombozyten an Carcinom- und Sarcomzellen anlagern. Gasic und seine Mitarbeiter stellten 1973 fest, daß die Zellen einer größeren Anzahl von Mäusetumoren eine Zusammenballung von Thrombozyten bewirken.

Durch eine Reihe von Effektoren wie Streß, Hyperlipidämie, Antifibrinolytica, Cortison, hochmolekulares Dextran sowie Verwundung bestimmter Organe und Gefäßbezirke wird die Gerinnungsfähigkeit des Blutes erhöht und das Endothel bestimmter Kapillargebiete verändert, was zu einer Steigerung der Verklebung von Tumorzellen mit Gefäßendothel führt und damit zu einer erhöhten Tendenz der Metastasierung.

Auch Schädigung der Tumorzellen selbst durch Cytostatica oder Bestrahlungsmaßnahmen kann deren Haftfähigkeit an der Gefäßinnenhaut steigern und dadurch die Zahl der Metastasierungen erhöhen.

Man kann die Anhaftung der Tumorzellen an die Innenhaut der Blutgefäße durch den Aufbau bipolarer elektronegativer Ladungen verhindern, wie zum Beispiel durch das stark saure Heparin-Molekül, welches von den Tumorzellen absorbiert wird und wodurch ihre elektro-negative Ladung verstärkt wird. (Millar und Ketcham 1974).

Seit den ersten Mitteilungen von Lacour und Mitarbeitern 1956 mit Dicumarol wurde mehrfach bestätigt, daß diese Substanzen eine Senkung der Häufigkeit der Metastasierung bewirken können.

Durch Flüssigerwerden des Blutes bei jahrelangem Langstreckentraining im Lauf und Einnahme von Aspirin ist es zu erklären, daß Langstreckenläufer, die diese Sportart fast täglich ausüben, kaum an Krebs erkranken, wie unten gezeigt werden wird.

Gasic und seine Mitarbeiter bestätigten 1973 eine Hemmung der Thrombozytenverklumpung durch Aspirin und bei einigen stark metastasierenden Mäusetumoren einen teilweise sehr starken Abfall der Metastasierungsfälle.

Auch durch cyclisches AMP wird eine Verklumpung der Thrombozyten gehemmt, aber es steuert auch die zu starke Mitose der Zellen. Krebszellen weisen eine niedrigere Konzentration an cyclischem AMP auf als die entsprechenden Normalzellen.

Nach Ryan und Heidrich 1961, Gericke und Chandra 1969 sowie Keller 1972 konnte in verschiedenen Krebszellkulturen nachgewiesen werden, daß cyclisches AMP eine Wachstumshemmung bewirkt. Auch wurde festgestellt, daß Theophyllin eine prophylaktische Wirkung auf das Tumorwachstum hat, welches durch Viren ausgelöst wurde. (Reddi und Constantinides 1972).

Man darf es also als erwiesen ansehen, daß eine medikamentöse Anti-Coagulation einen günstigen Einfluß auf den Verlauf krebsiger Erkrankungen ausübt.

Hier tritt die Frage auf: Muß man den ausgebrochenen Krebs überhaupt heilen? Sind die Heilversuche nicht Stümperwerk und ist es nicht besser, eine Verhütung anzustreben?

Es gibt genügend Anzeichen, daß dies möglich ist. Einen wichtigen Befund machte der Krebsforscher Fiala, der beobachtete, daß Mitochondrien, also Atmungskraftwerke in der Zelle, wenn sie in reichlicher Zahl vorhanden sind, wie zum Beispiel beim Ausdauermuskel des Herzens und bei trainierten Ausdauermuskeln des Skeletts, hemmend auf die Zellteilung wirken und durch Verlust der Atmungskraftwerke der Zelle umgekehrt das Zellwachstum stark gesteigert wurde.

Wir wissen heute aus dem Training für die Olympischen Spiele in Mexiko, daß ein Sauerstoffmangel in großer Höhe nicht eine Atmungsschädigung zur Folge hat, sondern daß das Höhentraining eine Myoglobinvermehrung um 170 Prozent gegen nur 25 Prozent der Hämoglobinvermehrung bewirkt, so daß bei der sechsfachen Sauerstoffbindungsmöglichkeit des Myoglobins sogar vermehrt Sauerstoffreserven angelegt werden, die den Umschlag der gesunden Körperzellen in Krebszellen verhindern könnten.

Sauerstoffmangel und Atmungsschädigung sind zweierlei Dinge im lebenden Organismus, denn hier wird Hämoglobin und Myoglobin gegenregulatorisch vermehrt, in der Atmungsschädigung aber die Enzymkette der Atmung irgendwie blockiert, so daß die Gärung in dieser Notfallsituation einspringt und die Zellen, die dann noch überleben, zum Gärungsstoffwechsel auf Dauer, das heißt Krebsstoffwechsel, hinführt.

Nach Mathieu, Delamirande und Cantero, sowie Niggli nimmt mit der Cancerisierung der Leberzellen durch Buttergelb ihr Bestand an Mitochondrien stark ab und vermindert sich die Atmung der Zellen, ein Befund, der sich mit den Vorstellungen von Warburg durchaus deckt.

Ein entscheidendes Experiment Warburgs und seiner Mitarbeiter im Dahlemer Institut bewies die Umwandlung des embryonalen Stoffwechsels in den Krebsstoffwechsel durch Sauerstoffmangel.

Man brachte embryonale Mäusezellen in ein geeignetes Nährmedium und sättigte sie mit normalem Sauerstoffdruck, so daß sie außerhalb des Mäuseorganismus in der Nährlösung gesund weiter wuchsen. Ging man aber bei den Versuchen während des Wachstums mit dem Sauerstoffdruck so weit herunter, daß die Sauerstoffatmung gehemmt wurde, so schlug der reine Sauerstoffwechsel der embryonalen Mäusezellen in 48 Stunden in den gärenden Stoffwechsel der Krebszellen um.

Wie Mühlbock und Rahski schon 1951 und 1952 gezeigt haben, wird das Geschwulstwachstum durch Muskelarbeit mit ihrer stark vermehrten Durchblutung gehemmt, so daß man annehmen kann, daß man den Krebs in seinem Wachstum durch Lauftraining, langes Radfahren und überhaupt Ausdauersportarten behindern kann.

Nach Orr wird das Geschwulstwachstum durch Mangeldurchblutung gefördert, und es gibt überall im Organismus, besonders in Ruhe, weniger durchblutete und mit Sauerstoff weniger versorgte

24

Gewebeteile, die latent Zellen beherbergen, die durch Sauerstoffmangel schließlich in Krebszellen umschlagen können.

Der von Hellström und H. von Euler geführte Nachweis, daß die Tumoren arm an den wesentlichen Wirkstoffen des Atmungsvorganges sind, ist mehrfach bestätigt worden und so kann man Tumoren als atmungsdefekte Systeme bezeichnen.

In Tumoren sind die Eisen-porphyrinhaltigen Grundsubstanzen in ihrer Bildung und ihrem Stoffwechsel gehemmt und damit die Atmung.

Bei krebskranken Personen stellt man fast regelmäßig einen Mangel an Vitamin C fest, und die günstige Einwirkung der Ascorbinsäure auf Krebspatienten wird so ohne weiteres verständlich.

Besonders bemerkenswert ist die Sauerstoffübertragung durch Vitamin C in solchen Geweben wie den Tumoren, die arm an Cytochrom-Diaphorasesystem sind.

Die Existenz der Zellatmung ist also das Leben, und ihre Umkehr und Störung durch Sauerstoffmangel und Wasserstoff- und Elektronenüberschuß ist heute in zwei Krankheiten besonders zu erkennen: in der Form der Krebskrankheit und des Herzinfarktes, denn der Herzinfarkt ist letzten Endes Sauerstoffmangel.

Ist eine Vorbeugung zur Krebserkrankung möglich?

Die vorstehenden theoretischen Ausführungen erhalten erst einen gewissen Grad der Richtigkeit, wenn sie mit Leben erfüllt werden, das heißt, wenn auch an Lebenden ihre Erprobung und Bewährung sich zeigt.

1960/61 wurde von mir zur Gesundheitspflege älterer Menschen eine Interessengemeinschaft älterer Langstreckenläufer gegründet. Die Mitglieder mußten mindestens 40 Jahre alt sein und sich verpflichten, zur Gesundheitspflege ein Lauftraining in Form des Waldnieler Ausdauertrainings zu absolvieren.

In 8 Jahren war diese Vereinigung in 29 Ländern der Erde verbreitet, und viele Menschen, die früher krank gewesen waren und vergeblich in der Medizin Heilung gesucht hatten, waren nun gesund und leistungsfähig geworden.

Durch meine Veröffentlichungen hierüber hatte ich Verbindung mit dem Nobelpreisträger Prof. Dr. Otto Warburg bekommen, und dieser beauftragte mich, nachzuprüfen, ob Menschen, die krank gewesen waren und nun durch Langstreckenlauf fast täglich vermehrt Sauerstoff aufnahmen, gesünder geworden seien, und ob diese Gesundheit und Leistungsfähigkeit durch ein Ausdauertraining über mehrere Jahre in gewissen Fällen eine Krebserkrankung verhüten könne.

Es wurden von mir 1 000 Fragebogen an ältere Langstreckenläufer versandt, die sich aus 14 Ländern rekrutierten. Das Ergebnis der Arbeit von 1969 bis 1971 war folgendes: 454 ältere Langstreckenläufer sandten mir den Fragebogen ausgefüllt zurück. Nach all diesen Leiden, die die Untersuchten jahrelang heimgesucht hatten, hätte man erwarten sollen, daß diese Krankheiten auch weiterhin aufgetreten wären und zwar etwa in gleicher Häufigkeit.

Das war nun nicht der Fall, sondern sie waren durch Training nach und nach gesund geworden und schließlich so leistungsfähig, auch als 70jährige, wie es der Durchschnitt der Bundeswehrjahrgänge nicht ist.

Das wichtigste Ergebnis der ganzen Fragebogenaktion war aber dies, daß insgesamt nur 3 Fälle von Tumorbildung im Laufe von 8 Jahren festgestellt wurden.

Darunter war ein 69jähriger Internist, Chefarzt a. D. eines großen Krankenhauses, der 1968/69 an einem Hirntumor erkrankte, welcher histologisch gesichert wurde. Er nahm auf meine Veranlassung das Lauftraining wieder vermehrt auf und bewältigte im Monat etwa 100 km. Nach 2 Jahren war er geheilt, nahm seine Praxis wieder auf und läuft heute mit 80 Jahren mehrere Kilometer täglich und schwimmt einige 100 m.

Auf Vorschlag von Prof. Warburg wurde nun diesem Kollektiv von 454 Altersläufern als Vergleich eine Auswahl nach dem Alphabet von 454 männlichen Alterspatienten im Alter von 40 bis 90 Jahren in einer Beobachtungszeit von 8 Jahren gegenübergestellt und die aufgetretenen Krebserkrankungen verglichen. Es fanden sich unter diesen untrainierten Alterspatienten, die unhygienisch wie jedermann gelebt hatten, 29 Krebsfälle = 6,4 Prozent. Das Ergebnis dieser Untersuchung zeigt also klar, daß die trainierten Altersläufer schließlich 9 mal weniger Krebserkrankung aufwiesen (0,66 Prozent) als die untrainierten Alterspatienten.

Dies ist ein Hinweis, daß eine Krebsverhütung in gewisser Hinsicht möglich sein dürfte.

Was wäre zu tun, um möglichst gar keinen Krebs zu bekommen?

Der Mensch muß so leben, daß er seine körperlichen Anlagen zur Ausdauer trainiert. Dazu sollte er:

1. täglich mindestens 1 Stunde sich ausdauernd bewegen und dabei die 8—12fache Sauerstoffmenge aufnehmen bei einer Pulszahl von 130—150/Min. Empfohlen wird ein Tempo, das noch eine Unterhaltung zuläßt, was also nicht zu Atemnot führt. Das Training muß aber zu Schweißbildung und zu Körpertemperaturerhöhung führen.
2. täglich den Körper in einem warmen oder heißen Bad von 40 bis 42 Grad Celsius für 20 bis 40 Minuten aufwärmen, was die gesamte Durchblutung steigert.
3. so wenig wie möglich essen; das heißt, nicht mehr als etwa 1 700 Kalorien pro Tag aufnehmen; das sogenannte Normalgewicht um mindestens 10, wenn nicht 20 Prozent herabsetzen.
4. jedes Wetter nutzen, um sich ihm anzupassen und sich abzuhärten.
5. Fremdstoffe wie Nikotin, Alkohol, unnötige Medikamente etc. meiden.
6. Bagatelleiden nicht überbewerten.
7. alle unnötigen Operationen und eingreifende diagnostische Untersuchungen meiden.
8. sich niemals bestrahlen lassen, höchstens bei Krebserkrankungen vorbeugend 2 000 bis 3 000 rad.
9. dem Streß nicht ausweichen, sondern ihn mit dem Willen bekämpfen.
10. gelegentlich und nicht zu selten die wichtigsten Vitamine als Vitaminstoß zu sich nehmen, so etwa das Vitamin C in hohen Dosen sowie die gesamten B-Vitamine. (Prophylaktisch wie therapeutisch!)
11. gelegentlich die äußerste Kälte und die äußerste Wärme in seinem Wohnklima an sich herankommen lassen.

12. immer weniger motorisierte Fahrzeuge benutzen, auch sehr weite Wege zu Fuß gehen, bergsteigen, eislaufen, radfahren, skilaufen und schwimmen nicht vergessen.
13. nicht zuviel schlafen und körperlich wie geistig immer tätig sein und einen gewissen Humor nicht verlieren.
14. die Liebe pflegen, sowohl platonisch, als auch sozial und sexuell.
15. Kunst, Musik, Wissenschaft, Philosophie und Theologie pflegen und seinem Leben integrieren sowie den festen Willen haben, in bester Form 90 Jahre alt zu werden.

Aufgrund meiner Erfahrungen an zahlreichen Krebspatienten ist dies sozusagen ein *Doping gegen Krebs*.

Entstehung, Eigenschaften, Klassifikationen der Krebse

Wissenschaftliche Darstellung des heutigen sicheren Wissens

Wir bezeichnen in der Umgangssprache Krebs als einen Tumor. Der Tumor ist aber eine Volumenzunahme des Gewebes, gleichgültig, wie dieses zustande kam. Tumor im medizinischen Sprachgebrauch ist eine Geschwulst.

Tumoren gelten dann als bösartig, wenn sie durch Wachstum und Ausbreitung im Körper schließlich zum Tode des Gesamtorganismus führen oder führen könnten.

Gutartige Tumoren wachsen in der Regel langsam und verdrängen das umliegende Gewebe. Bösartige Tumoren wachsen zerstörend und in das Gewebe eindringend.

Sarkome sind bösartige Tumoren, die sich aus mesenchymalen Geweben entwickeln.

Leukämien sind bösartige Wachstumsprozesse im blutbildenden Gewebe mit Auftreten zahlreicher veränderter Zellen im Blut.

Krebsgeschwülste gehen fast immer von körpereigenen Geweben aus.

Geschwülste nehmen ihren Ausgang von teilungsfähigen Zellen. Das Wachstum der Geschwülste, besonders der bösartigen Geschwülste, geht weiter, auch wenn anscheinend der auslösende Wachstumsreiz nicht mehr wirksam ist.

Krebsgewebe hat die Fähigkeit verloren beziehungsweise nur noch teilweise zur Verfügung, sonst physiologische Funktionsmechanismen anzusprechen oder auszuüben.

Ein wichtiges Kennzeichen aller krebsigen Zellen und Zellfamilien liegt in ihrem abnormen Verhalten.

Was weiß man über die Entstehung einiger Krebsgeschwülste?

Seit langem ist bekannt, daß gewisse Typen krebsiger Prozesse bei bestimmten Berufsgruppen gehäuft auftreten. Es gibt eine Reihe von Umweltfaktoren, die ein erhöhtes Risiko hinsichtlich der Krebsentstehung bedeuten, wie zum Beispiel das Zigarettenrauchen und die Behandlung mit ionisierenden Strahlen.

Bei der Entstehung von Krebsgeschwülsten sind Umweltfaktoren in 75 Prozent maßgeblich beteiligt, davon in etwa 90 Prozent der Fälle körperfremde Chemikalien. Unter diesen darf man aufzählen:

Beryllium ruft Knochensarkome hervor,

Buttergelb, welches früher in einigen Ländern der Butter zugesetzt wurde, wirkt krebserzeugend auf die Leber,

Nitrosamine gelten als mögliche, krebserzeugende Stoffe.

Beruflich entstandene Krebse

Schon 1775 wurde von dem englichen Chirurgen Pott bemerkt, daß Schornsteinfeger häufig an Krebsen des Hodensackes erkranken. Später merkte man dann, daß im Kaminruß krebserzeugende Kohlenwasserstoffe sich befinden wie Benzpyren, Dimethyl-Benzanthrazen, 3-Methylcholanthren.

Krebserkrankungen treten nach dauerndem Kontakt mit Steinkohlenteer, gewissen Erdölprodukten und arsenhaltigen Verbindungen auf.

Arbeiter, die Teerdämpfen, Chromatstaub und Nickel lange ausgesetzt werden, sind hinsichtlich der Entwicklung von Lungencarcinomen gefährdet. Bei Asbestarbeitern treten häufiger Lungenkrebse auf. Annilin und ähnliche Stoffe führen zu Harnblasencarcinomen. Der Speiseröhrenkrebs wird anscheinend durch gewohnheitsmäßiges Schnapstrinken gefördert.

Für das Inhalieren von Zigarettenrauch ist erwiesen, daß es ein ursächlicher Faktor für die Entstehung von Bronchialkrebs sein kann. Lippenkrebse kommen gehäuft bei Pfeifenrauchern vor. Die Luftverunreinigung in den Großstädten scheint die Krebse der Atemwege zu fördern. Einige Alkylierungsmittel sind auf jeden Fall krebserzeugend. Nach Stilb-Östriolbehandlung während der Schwangerschaft traten bei einem relativ großen Prozentsatz der Töchter so behandelter Mütter Krebse in der Scheide auf.

Eine Wundheilung hat anscheinend eine Wirkung des Zellwachstums ähnlich dem Krebswachstum.

Bei chronischen Geschwüren des Magens kann ein Magenkrebs entstehen.

Sind Viren für krebsige Prozesse entscheidend?

Seit dem Nachweis der Übertragbarkeit von Geflügelleukämien und der Isolierung eines Tumorvirus aus einem Hühnersarkom durch Rous 1911 konnte die ursächliche Rolle von Viren bei einer Reihe von krebsigen Neubildungen nachgewiesen werden, aber eigentlich nur im Tierversuch.

Eine Entstehung von Krebs durch Virus wurde erstmals bei den Hühnerleukosen erkannt, aber auch bei Säugern wie Mäusen, Ratten, Hamstern und Affen konnten durch Einimpfung von Viren Krebsgeschwülste erzeugt werden.

Die Leukämiewirkung ionisierender Strahlen ist zumindest teilweise auf die Aktivierung eines leukämie-erzeugenden Virus zurückzuführen. Bei Mäusen konnte man das sogenannte Bittner-Virus entdecken, welches für Brustkrebs bei Mäusen verantwortlich ist, wenigstens in einigen Fällen. Das Bittner-Virus wird vorwiegend mit der Muttermilch auf die Nachkommen übertragen. Im allgemeinen kommt es nach der Übertragung des Bittner-Virus in neugeborene Tiere nach 6—12 Monaten zur Entwicklung von Brustkrebs. Ein hormonaler Einfluß scheint gegeben, weil durch Kastration der Weibchen das Auftreten der Brustkrebse verhindert werden kann, und umgekehrt entwickeln sich auch Brustkrebse unter Östrogenbehandlung, manchmal sogar bei Männern.

Ein wichtiger Schritt bei der Virusvermehrung in einer infizierten Zelle besteht in der Synthese einer Desoxyribonukleinsäure (DNA), deren Basenfolge derjenigen der Ribonukleinsäure (RNA) der infektiösen Virusteile entspricht, und die man als Provirus bezeichnet.

Von den krebserzeugenden DNA-Viren ist das SV-40-Virus sowie die Viren des Menschen bei Warzen besonders bekannt.

Das nach seinem Entdecker benannte Shope-Papillom-Virus erzeugt in wilden Kaninchen gutartige Hautpapillome, während es nach Infektion von Hauskaninchen meist zur Entwicklung von richtigen Krebsen (Carcinome) kommt. Die Frage nach der Krebsentstehung durch Virus ist beim Menschen noch nicht geklärt.

Ionisierende Strahlen als krebserzeugende Wirkungen

Die krebserzeugende Wirkung von Röntgenstrahlen wurde schon bald nach der Entdeckung dieser Strahlenart erkannt. Die Tumorentstehung ist eine Funktion der verabreichten Strahlenmenge.

Bei den Atomexplosionen in Hiroshima und Nagasaki waren in letzterer Stadt überwiegend Gamma-Strahlungen wirksam, während in Hiroshima eine Mischung von Gamma-Strahlen und Neutronen angenommen wird. In Hiroshima wurde eine höhere krebsige Wirkung der Strahlen als Leukämien verzeichnet. Jüngere Menschen sind durch radiogene Leukämieentstehung stärker gefährdet als ältere und Männer mehr als Frauen.

Beim Menschen gibt es verschiedene Beispiele dafür, daß Krebs durch falsche Strahlenbehandlung, also vom Arzt verschuldet, entstehen kann.

Daß radioaktives Material Krebs erzeugen kann, wissen wir aus dem gehäuften Auftreten von Lungenkrebsen bei Bergleuten, die in Uranium-Bergwerken gearbeitet haben.

Der seit langem bekannte »Joachimstaler«- und »Schneeberger«-Krebs beruht zum Teil auf einer Bestrahlung von radioaktivem Material im Bergwerk.

Die ionisierenden Strahlen stellen oft den Beginn einer Mutation dar. Durch Strahlen können aber auch Veränderungen von Zellen und Geweben auftreten, so daß krebserzeugende Viren mehr zur Wirkung kommen. Wohl sicher ist es, daß ionisierende Strahlung die Abwehrkraft der Immunkörper herabsetzt.

Erbliche Entstehung krebsiger Prozesse

Während beim Menschen die Häufigkeit krebsiger Prozesse über 20 Prozent der Gesamtbevölkerung liegt, beträgt sie zum Beispiel beim Rind nur ungefähr 0,5 Prozent und scheint beim Schaf noch niedriger zu sein. Andererseits treten bei Hühnern und Mäusen im allgemeinen häufig Tumoren und Leukämien auf.

Träger der Blutgruppe A zeigen eine höhere Neigung zu Magenkrebsen. Es findet sich eine höhere Häufigkeit von Leukämien bei Menschen mit Mongolismus.

Daß Hormone bei der Entstehung verschiedener Krebse eine wichtige Rolle spielen, sieht man beim weiblichen Geschlecht, bei dem in 40 bis 50 Prozent aller Krebse diese in der Brust oder in den Geschlechtsorganen entstehen. Je früher aber die erste Geburt, umso geringer ist das Brustkrebs-Risiko. Männliche Hormone können die Entwicklung von weiblichen Brusttumoren hemmen.

Entfernt man bei der Frau die Eierstöcke, so gibt es eine Gruppe von Frauen, die darauf günstig ohne Brustkrebsentstehung reagieren und andere, die nicht reagieren. Bei Eunuchen und Kastraten, das heißt Männern ohne Hodenfunktion, treten fast nie Prostata-Carcinome auf.

Vieles spricht dafür, daß die Immunitätslage des Organismus für die Entwicklung von Geschwülsten und Leukämien eine erhebliche Bedeutung hat.

Bei Mangeldiät mit Unterernährung kann ein Rückgang krebsiger Prozesse häufiger beobachtet werden, besonders im Tierversuch.

Der geringe Befall von Muttermundkrebsen bei jüdischen Frauen wird häufig mit der Beschneidung des jüdischen Mannes zusammengebracht.

Bei bestimmten Krankheiten bestimmter Organe können nach längerer Zeit krebsige Entartungen auftreten, so nach länger dauerndem Magengeschwür ein Magencarcinom.

Nach chronischer Schleimhautentzündung des Dickdarms, Dickdarmcarcinome, bei Gallenstein und chronischer Gallenblasenentzündung, bei Krebs der Gallenblase und bei Leberzirrhose schließlich tritt häufiger ein Leberkrebs auf.

Die Klärung der Frage nach der Entstehung spontaner Krebse stößt auf größte Schwierigkeiten und berührt natürlich die Theorien der Krebsentstehung. Ein Teil der krebsigen Neubildungen scheint durch Mutationen zu entstehen, das heißt Änderungen im Erbgut der Körperzellen, aber diese Änderungen sind in 70 Jahren eines Lebens außerordentlich selten.

Wir kommen bei der Diskussion der Krebsentstehungstheorie noch näher darauf zurück.

Merkmale gutartiger Tumoren

Gutartige Tumoren breiten sich expansiv aus, das heißt, sie verdrängen das Gewebe, aus dem sie wachsen und aus dem sie hervorgehen. Das langsame Wachstum der gutartigen Tumoren hat entsprechend eine geringere Zahl von Teilungsfiguren der Zelle (Mitosefiguren). Weiter ist bei den gutartigen Tumoren der Grad der Ausbildung des Gewebes demjenigen des Muttergewebes meist gleich.

Gutartige Papillome sind von Oberflächenepithelien ausgehende Tumore, die sich durch einen zapfenförmigen Bau auszeichnen.

Polypen sind gestielte, von einer Schleimhaut ausgehende, vorragende Strukturen, die nicht krebsiger Art zu sein brauchen.

Die Bezeichnung »Warze« wird im Volksmund für die verschiedensten umschriebenen Hautveränderungen benützt. Im medizinischen Sprachgebrauch verstehen wir unter einer Warze im engeren Sinne einen kleinen Tumor der Oberhaut, der auf einer Verdickung derselben beruht und sehr wahrscheinlich durch einen Virus hervorgerufen wird. Als Adenome bezeichnen wir gutartige Tumoren, die aus drüsige Strukturen enthaltenden Organen hervorgehen.

Von den Adenomen der weiblichen Brust darf man annehmen, daß sie in ihrer Entwicklung zum Teil durch hormonale Einflüsse mitbestimmt werden.

Adenome der Schilddrüse zeigen erfahrungsgemäß eine größere Neigung zur Entartung.

Gutartige Tumoren des Binde- und Stützgewebes sowie der Muskulatur und der Gefäße werden durch die Angabe der Gewebsart und durch die angehängte Silbe -om bezeichnet, zum Beispiel Fibrome = Bindegewebsgeschwülste, Lipome = Fettgeschwülste, Chondrome = Knorpelgeschwülste, Osteome = Knochengeschwülste, Leiomyome = Geschwülste glatter Muskulatur und der Gebärmutter, Hämangiome = Blutgefäßgeschwülste und Lymphangiome = Lymphgefäßgeschwülste. Auch hier gilt, daß die Ursachen dieser Tumoren unklar sind. Bei den Geschwülsten der Gebärmutter können hormonale Einflüsse im Spiel sein. Manche Tumoren dieser Art sind Gewebemißbildungen, was aber keine Erklärung ist.

Gliome sind Geschwülste des Gehirns, die aus der Stützsubstanz des Nervensystems (aus der Neuroglia und Gliazellen) entstehen. Ihre Gutartigkeit ist mit Zurückhaltung zu bewerten, weil diese Geschwülste je nach ihrem Sitz im Gehirn oder Rückenmark dann auch lebensgefährlich sein können, wenn ihr histologischer Bau an sich für Gutartigkeit spricht.

Neurofibrome und Neurinome sind gutartige Geschwülste, die von den Nervenhüllen ausgehen.

Abgesehen von der Kompressionswirkung dieser Geschwülste je nach Lokalisation, bewirken gutartige Tumoren nur selten schwerwiegende Störungen des Gesundheitszustandes. Dazu kennt man allerdings Ausnahmen. Die größten bisher festgestellten Tumoren finden sich in der Gebärmutter, und auch Nierentumoren von bis zu 37 Kilo Gewicht hat man gefunden.

Anatomische Veränderungen der Gewebe bei der Entstehung von Tumoren

Die geweblichen Veränderungen, die der Entstehung eines Tumors vorausgehen, lassen sich zum Beispiel an den chemisch entstandenen Tumoren gut beobachten. Kurze Zeit nach Injektion eines chemischen krebserzeugenden Stoffes beobachtet man im betroffenen Gewebe einen deutlichen Zelluntergang. Danach stellt sich eine umschriebene Wucherung ein, manchmal auch eine Umwandlung des Gewebes. Verschiedene Befunde sprechen dafür, daß erbliche Umwandlungen der Zellen entstehen (Mutation). Es bestehen Gründe zur Vermutung, daß die Entwicklung bösartiger Geschwülste mit Mutationen überhaupt verbunden sind. Die Fähigkeit zur Bildung von Enzymen, die normalerweise die Umwandlung von krebserzeugenden Stoffen in andere Stoffwechselprodukte zu leisten vermögen, geht zum Teil verloren.

Befunde elektronenmikroskopischer Untersuchung deuten darauf hin, daß nach Anwendung chemischer krebserzeugender Stoffe schon sehr früh die Umwandlung einzelner Zellen oder Zellgruppen in krebsige Formen erkennen lassen. Die Gründe für einen derartigen Wechsel in der Wachstumsweise von gutartig auf bösartig sind unbekannt.

Es kommen auch Tumoren vor, die man von gutartigen Knoten nicht unterscheiden kann, die aber auf dem Blutwege bösartig entarten können (Metastasen). So kann zum Beispiel das metastasierende

Adenom der Schilddrüse durch Ableger in der Wirbelsäule und Druck auf das Rückenmark lebensgefährlich werden.

Die Präkanzerose als Vorstadium der eigentlichen bösartigen Tumoren

Als Präkanzerose bezeichnet man eine umschriebene Gewebeveränderung, zum Beispiel in den Epithelien, aus der erfahrungsgemäß häufiger als aus normalem Gewebe ein bösartiger Tumor hervorgeht. Dies geht mal schnell vor sich, manchmal langsam. Als Carcinoma in situ bezeichnet man eine Gewebeveränderung krebsiger Art ohne nachgewiesenes Tiefenwachstum. Ich gebe einige Beispiele:

1. Die Schleimhaut der Gebärmutter kann wuchern, sogar mit Zysten.
2. Die Gegend der Schamteile der Frau kann durch Atrophie oder verhärtendes Wachstum Bindegewebsvermehrung und chronische Entzündung sich umwandeln, was man mit dem Fachwort Craurosis vulvae bezeichnet.
3. Sogenannte Polypen des Darmes.
4. Einzelne Polypen des Dickdarmes.
5. Wucherungen der Innenschleimhaut der Gebärmutter.
6. Zapfenförmige Tumoren der Harnblase.
7. Bestimmte umschriebene Mutterflecken (Melanosis circumscripta praeblastomatosa).
8. Hornförmige Hautwucherungen.

Am Beispiel des oberflächlichen krebsigen Gewebes am Muttermundeingang der Gebärmutter konnte gezeigt werden, daß dessen Häufigkeit 1—10 Jahre vor dem Ausbruch des zerstörenden Krebses an dieser Stelle liegt.

Allgemein betrachtet, besteht keine Möglichkeit, allgemeingültige Regeln für das Verhalten bei sogenannten praekanzerösen Veränderungen aufzustellen.

Eigenschaften krebsiger Zellen in der Kultur

Bis heute ist nicht bekannt, wie man mit Sicherheit feststellen könnte, wie im Reagenzglas veränderte Zellen allein aufgrund ihres Aussehens und ihrer Färbemerkmale, sowie ihres Verhaltens in der Kultur, sowie in ihren biochemischen Eigenschaften sich von normalen Zellen unterscheiden.

Normale Zellen oder Zellen gutartiger Tumoren lassen sich nur während einer beschränkten Zeit weiter züchten, wobei im Allgemeinen fünfzig bis siebzig aufeinanderfolgende Zellteilungen erfolgen. Im Gegensatz dazu vermögen viele krebsige Zellen unter geeigneten Bedingungen beliebig lange in der Kultur zu wachsen.

Krebsige Zellen, die im weichen Agar gezüchtet werden, wachsen oft nur so lange, bis Kolonien von einem Durchmesser von zwei bis vier Millimeter gebildet sind. In einer Zellkultur gezüchtete Mäuse-Plasmozytomzellen zeigen mit der Zeit eine Verminderung der Synthese von Immunglobulinen, dagegen steigern sie die Wachstumsrate. Zwischen normalen und bösartigen krebsigen Zellen bestehen zum Teil Unterschiede in der Bewegungsaktivität der äußeren Zellmembran. Von Interesse sind in diesem Zusammenhang Beobachtungen, wonach daraufhin untersuchte bösartige krebsige Zellen, zum Beispiel vom Brustkrebs, im Vergleich zu den Zellen des normalen Muttergewebes einen erhöhten Gehalt von kontraktilen Eiweißstoffen besitzen.

Befunde deuten darauf hin, daß der teilweise oder gänzliche Verlust der Fähigkeit, normale Zellverbindungen zu schaffen, bei dem gestörten Verhalten der Krebszellen eine Rolle spielen können.

Bei vielen normalen Zellen zeigt sich eine Kontakthinderung bei der Bewegung und beim Wachstum. Bei vielen krebsigen Zellen läßt sich eine solche Kontaktverhinderung nicht beobachten. Offenbar liegt dem Verlust der Kontakthinderung eine Veränderung der Zelloberfläche zugrunde, die zumindest bei vielen geprüften Zellen mit einer Verklumpung durch pflanzliche Stoffe, wie die sogenannten Lektine, parallel geht. Bei diesen Veränderungen der Zelloberfläche handelt es sich wahrscheinlich um eine Umlagerung von Molekülen im Sinne der chemisch-osmotischen Theorie von Mitchel. Normale Zellen und Zellgruppen werden häufig durch krebsige Zellen infiltriert, das heißt, sie wandern in die Zwischenräume ein. Wahrscheinlich üben bösartige Zellen auf normale Zellen einen gewebeauflösenden Effekt aus. Als Beispiele wachsen Krebsgeschwülste oft in Verbänden, das heißt mit deutlichem Kontakt zwischen den Zellen. Auch zeigen Kulturen von Bindegewebszellen, die krebsig entartet sind, häufig eine fächerförmige Ausbreitung spindeliger Zellen.

Biochemische Eigenschaften bösartiger krebsiger Zellen

Viele krebsige Zellen zeigen einen intensiven Gärungsstoffwechsel (Glykolyse), der auch unter günstigen Bedingungen der Sauerstoffkonzentration (aeroben Bedingungen) beibehalten wird und sich dadurch von normalen Zellen unterscheidet (Warburg 1923). Bei vielen krebsigen Zellen lassen die entsprechenden gewebespezifischen biochemischen Aktivitäten eine Verminderung erkennen, besonders der Atmungsenzyme.

Krebsige Zellen zeigen eine intensive Synthese von Desoxyribonukleinsäure (DNA), Ribonukleinsäure (RNA) und Eiweißstoffen. Biochemisch ist interessant, daß es ein cyclisch umgekehrtes Verhalten zwischen cyclischem AMP und Wachstum gibt, wobei das cyclische AMP (cAMP) seinen Tiefstwert während der Zellteilung erreicht. Wachsende Zellen weisen einen niedrigen cAMP-Spiegel auf, während in ruhenden Zellen der cAMP-Spiegel erhöht ist. Es gelingt durch künstliche Erhöhung von cAMP, das Zellwachstum zu hemmen.

Hier ist bemerkenswert, daß der Verfasser und der spanische Arzt Dr. Pujol-Amat festgestellt haben, daß bei hoch im Langstreckenlauf trainierten Menschen fünffach erhöhte Werte an cyclischem AMP im Serum vorhanden sind, während krebskranke Patienten im letzten Stadium nur ein Zehntel der Menge an cyclischem AMP aufweisen. Daraus kann man eine Vorbeugung für das Krebswachstum ableiten, indem der durch Ausdauer im Lauf trainierte Mensch weniger Krebswachstum zeigt, wie unten noch geschildert werden wird.

Erwähnt sei noch, daß die Tumorzelle eine verminderte Zahl von Mitochondrien besitzt, was im Einklang mit ihrem abweichenden Stoffwechseltyp steht, nämlich mit dem Hervortreten der Gärung. Warburgs Versuche haben erwiesen, daß die Tumoren auch im Organismus bei der Atmung Milchsäure bilden. Unter Sauerstoffmangel bilden Tumoren größte Mengen Milchsäure und je geringer die Sauerstoffzufuhr ist, um so größer ist die Glykolyse.

Bei den Tumoren ist die Verminderung der Atmungsenzyme noch stärker als die Abnahme der Atmung. Es ist daher zu vermuten, daß die Tumorzelle ständig auf eine volle Ausnutzung ihrer Atmungskapazität angewiesen ist.

Bei Tumoren sind die erhöhten ATPase-Aktivitäten von Interesse, das heißt Tumoren verbrauchen mehr das Endprodukt der Atmung, die sogenannte Adenosintriphosphorsäure. Eine erhöhte *Adenosindiphosphorsäure* könnte die Grundlage für das Nebeneinanderbestehen von maximaler Atmung bei gleichzeitiger aerober Glykolyse darstellen.

Die aerobe Glykolyse (also die gleichzeitige Bildung von Energie durch Atmung und Gärung) liefert bis zu 50 Prozent der Gesamtenergie der Tumorzelle. Tumorzellen zeigen einen ausgeprägten Pasteureffekt, das heißt eine Unterdrückung der Glykolyse durch die Atmung. Berechnungen haben ergeben, daß das Ausmaß der Verringerung der Glykolyse genau die Zahl der durch die Atmung gelieferten Moleküle ATP entspricht (nach Quastel). Die Tumorzellen sind durch eine ausgeprägte Glukosehemmung der Atmung ausgezeichnet (Crabtree-Effekt). In Abwesenheit von Glucose wird die höhere Sauerstoffaufnahme durch die Oxydation von Fett und Aminosäuren bestritten. Ein Glukosezusatz setzt die aerobe Glykolyse in Gang.

Eine Besonderheit der Tumorzelle ist ihre Zunahme der Durchlässigkeit der Zellhaut, wodurch Enzyme, wie zum Beispiel Aldolase und Lactat-Dehydrogenase, aus der Zelle austreten.

Von großer klinischer Bedeutung ist die Frage, ob die Gegenwart eines Tumors einen Einfluß auf den Gesamtorganismus ausübt. Diese Frage steht im Zusammenhang mit der Möglichkeit einer Diagnose von Tumoren aufgrund solcher Allgemeinwirkungen. Die diesbezüglichen Bemühungen sind insgesamt enttäuschend geblieben. Man findet zwar für einzelne Tumoren kennzeichnende Plasmaveränderungen, oft aber erst in einem fortgeschrittenen Stadium, wie zum Beispiel eine Erhöhung der sauren Phosphatase bei Prostatakarzinom. Andere Veränderungen sind relativ geringfügig, wie zum Beispiel die Änderungen in den Plasmaeiweißen oder im Gerinnungssystem.

Die Antigene bösartiger Krebszellen

In den letzten Jahren hat sich bestätigen lassen, daß die meisten bösartigen Krebszellen Antigene aufweisen, die im Organismus des befallenen Kranken eine spezifische Immunreaktion auslösen können.

Es scheint nicht ausgeschlossen, durch therapeutische Maßnahmen immunologischer Art das Gleichgewicht in der Auseinandersetzung zwischen bösartigen Krebszellen und dem Wirtsorganismus zugunsten des letzteren zu verschieben. Dies setzt nicht unbedingt die Annahme voraus, bösartige Geschwülste breiteten sich unter anderem wegen mangelhafter Immunreaktion des Körpers aus. Wir können nur kurz auf einige Antigene eingehen: Die Antigenizität der chemisch induzierten Tumoren ist in der Regel nicht sehr ausgeprägt. Eine Kategorie von Antigenen führt die Bezeichnung von Transplantationsantigenen, da sie im Wirtsorganismus eine Immunreaktion auslösen, die eine gewisse Resistenz gegenüber den bösartigen Zellen bewirkt.

Eine zweite Klasse von Antigenen der durch DNA-Viren induzierten Tumoren trägt den Namen T-Antigene. T-Antigene finden sich in der Zelle vor allem im Kern, während Transplantationsantigene Bestandteile der äußeren Zellmembran sind.

Weiter unterscheidet man Antigene der durch RNA-Viren hervorgerufenen Tumoren und Leukämien, wie zum Beispiel das Rous-Sarkomvirus, das Mamatumorvirus (Bittner-Virus) und andere.

Antigene durch Virus entstandener Leukämien kommen oft auch in löslicher Form im Blutplasma vor.

Spontane Neubildungen zeigen oft eine geringe Antigenizität.

Von Interesse ist die Feststellung, daß gewisse gutartige Papillome zum Teil dieselben durch Tumor entstandenen Antigene aufweisen, wie die aus demselben Gewebe hervorgehenden Krebsgeschwülste.

Bei Trägerinnen von Brustkrebs sind häufiger Antikörper nachgewiesen worden, die sich gegen Brustkrebs bei Mäusen richten.

Von Interesse ist ferner die Beobachtung, daß Lymphozyten von Trägerinnen von Fibroadenomen in der Brust einen zelltoxischen Effekt gegenüber Brustkrebszellen, nicht aber gegen Krebszellen anderer Herkunft aufweisen sollen.

Durch Veränderung der Zellmembran vermutet man Tumorantigene als Folge einer Mutation des Erbgutes sowie als Resultat einer Umlagerung von Molekülen in der Zellmembran.

Chromosomenveränderungen der Kerne krebsiger Zellen im Vergleich zu normalen Zellen

Es gibt verschiedene Typen von Abweichungen in den Chromosomen krebsiger Zellen. Manchmal stimmt die Zahl der Chromosomen nicht. Viele Chromosomen zeigen Beschädigungen und Verlagerungen. Auch findet man eine mehrfache Zahl des normalen Chromosomensatzes. Vereinzelt beobachtet man bei der chronischen lymphatischen Leukämie ein Philadelphia-ähnliches Chromosom, wie es sich bei chronischer myeloischer Leukämie findet. Chromosomenverirrungen sind bei verschiedenen bösartigen Lymphomen beschrieben worden, wobei häufig das Chromosom Nr. 14 betroffen war durch Ortsverschiebung eines Teiles des Chromosomes Nr. 8 auf das Chromosom Nr. 14.

Bei etwa der Hälfte der Patienten mit akuter myeloischer Leukämie finden sich spezifische Chromosomenverirrungen und bei Frauen gelegentlich der Verlust des einen X-Chromosoms.

Viele therapeutische Maßnahmen gegen bösartige Krebszellen, besonders die Behandlung mit ionisierenden Strahlen und Zytostatika vom Typ der biologischen Alkylierungsmittel bewirken Veränderungen der Chromosomenkonstitution.

Häufig finden sich Veränderungen des DNA-Gehaltes in bösartigen Krebszellen.

Mit dem Fortschreiten der krebsigen Erkrankung nimmt die relative Häufigkeit von Zellen mit stark veränderter chromosomaler Konstitution und erheblich von der Norm abweichendem DNA-Gehalt in der Regel zu, auch in Fällen ohne therapeutische Beeinflussung.

Anatomische Eigenschaften krebsiger Zellen im Lichtmikroskopischen Bild

Bei der Mehrzahl bösartiger Krebszellen zeigen die Zellkerne im Durchschnitt im Vergleich zum Muttergewebe folgende Eigenschaften: Größeres Kernvolumen, deutlich erhöhtes Verhältnis zwischen Kern und Plasma, größerer Chromatinreichtum mit Überfärbung, ungleichmäßige beziehungsweise ungeordnete verschiedene Färbung, deutliche und oft unregelmäßige geformte Kernkörperchen, die meist von einem hellen Hof umgeben sind.

Seit langem gehört die Anwesenheit atypischer Mitosefiguren zu den Kriterien, nach denen die Bösartigkeit eines Tumors beurteilt wird.

Bei vielen Krebszellen ist das Plasma der Zelle spärlich ausgebildet, vor allem wenn man sein Volumen mit dem Kern oder mit der Plasmamenge von Zellen des Muttergewebes in Beziehung setzt. Hier sei angemerkt, daß bei ausdauertrainierten Menschen das Plasma in der Zelle immer überwiegt.

Weiter findet sich bei bösartigen Tumorzellen oft eine ausgesprochen basische Reaktion des Plasmas, was auf einem relativen Reichtum an Ribosomen beruhen dürfte. Häufig findet sich Mehrkernigkeit von Tumorzellen infolge fehlender Plasmatrennung. Wohl immer findet sich eine Verminderung der Zahl der Mitochondrien. Die Aktivität der alkalischen Phosphatase ist bei der klassischen chronischen, myeloischen Leukämie im Vergleich zur Norm in der Regel vermindert.

Bestimmte Wachstumseigenschaften bösartiger Krebszellen

Krebsige Zellverbände nehmen deshalb an Größe zu, weil die Zellneubildungsrate fortgesetzt die Zellverlustrate übertrifft. Ein exponentielles Wachstum bösartiger Geschwülste findet sich nur in den Anfangsstadien der Entwicklung eines Tumors beziehungsweise einer Metastase. Danach zeigt sich in vielen Fällen ein schneller Abfall.

Die Wachstumsrate eines Tumors mißt man anhand der Verdoppelungszeit der Zellansammlung, die durch Zellzählungen und Volumenmessungen der Tumoren im Wachstumsstadium erhalten werden können.

Die mittlere Volumenverdoppelungszeit verschiedenartiger Geschwülste des Menschen betrug 58 Tage. Am kürzesten waren die embryonalen Karzinome, wo die Verdoppelungszeiten 27 Tage betrugen, bei den Adenokarzinomen, wie zum Beispiel bei Brustkrebs, 166 Tage.

Im Allgemeinen zeigten die Lungenmetastasen eine kürzere Verdoppelungszeit als die Anfangstumoren. Die Wachstumszeiten bei akuter Lymphozytenleukämie von Kindern liegen um 60 Stunden. Diese ist viel länger als jede bisher ermittelte Generationszeit von Knochenmarkzellen oder Vorstufen der Lymphozyten. Leukämische Zellen wachsen schneller als normale.

Das Verhältnis der DNA-Synthesezeit zur Wachstumszeit ist ziemlich konstant, nämlich etwa 40 Prozent. Die aszitischen Tumorzellen (also Zellen von krebsiger Bauchwassersucht) wachsen rascher als ein fester Tumor unter der Haut. Die Aszitestumorzelle zeigt aber eine zunehmende Verlängerung der Verdoppelungszeit. Zu Bedenken ist, daß es tumorspezifische Hemmstoffe gibt. Die zunehmende Zellverlustrate ist im soliden Tumor erheblich größer als im Aszitestumor. Beobachtungen an langsam sich entwickelnden Krebsen deuten daraufhin, daß hier die geringe Wachstumsrate vor allem durch die hohe Zellverlustrate bestimmt wird.

Bei weitgehend ausgebildeten bösartigen Geschwülsten scheint es so zu sein, daß die Stammzellen sich schneller teilen und nach weiterem Wachstum und Entwicklung schließlich Endzellen ohne Teilungstägigkeit hervorbringen, wie zum Beispiel verhornende Plattenepithelkarzinome.

Alle Formen bösartiger Neubildungen scheinen aber das eine Verhaltensmerkmal gemeinsam zu haben, nämlich die ständige Vergrößerung derjenigen Zellabteilungen, die sich selbst zu erneuern vermögen.

Das zerstörende Wachstum bösartiger Tumoren

Bösartige krebsige Wachstumsprozesse beginnen in der Regel, ähnlich wie die gutartigen, mit einer örtlichen Ausbreitung des Ersttumors. Beim sogenannten infiltrativen Wachstum handelt es sich um ein aktives Vorwachsen in das benachbarte Gewebe auf Wegen, die durch Gewebezerstörung geschaffen wurden. Die Mechanismen, die diesem sogenannten invasiven Wachstum zugrunde liegen, sind zum großen Teil völlig unbekannt. Vielleicht haben folgende Eigenschaften krebsiger Zellen Bedeutung für das zerstörende Vorwachsen, nämlich die Fähigkeit zur aktiven Fortbewegung, die Lockerung der Zellverbindung, die Störungen der Zellanhaftung auf Unterlagen, Verlust der Kontakthinderung und vielleicht schädigende Wirkungen von Krebszellen auf normale Gewebe.

Vielleicht sind Krebszellen imstande, durch bestimmte Enzyme wie Kathepsin, Polypeptidasen, Aminopeptidasen, ferner Hyaluronidasen, Beta-Glukuronidasen und andere Zwischensubstanzen aufzulösen. Besonderes Interesse wird neuerdings der Tatsache geschenkt, daß die meisten bösartigen krebsigen Zellen reichlich Plasminogen-Aktivator produzieren. Das auf diese Weise aus Plasminogen entstehende Plasmin hat verschiedenartige auflösende Wirkungen und Eiweißbindungen. Man vermutet auch, die durch Tumorzellen produzierte Milchsäure könnte einen auflösenden Effekt auf das Bindegewebe haben.

Die Metastasierung (Absiedlung von Tochtergeschwülsten)

Unter Metastasierung versteht man die Verschleppung eines Krankheitsprozesses von einer Körperstelle an eine andere. Den am neuen Ort auftretenden Krankheitsprozeß nennen wir Metastase. Im engeren Sinn spricht man von Metastasierung vor allem im Zusammenhang mit der Verschleppung krebsiger Zellen oder infektiöser Keime und ihr An- und Weiterwachsen in entfernten Orten des Körpers.

Von lymphogener Metastasierung bösartiger Geschwülste wird gesprochen, wenn die Krebszellen nach Einbruch in Lymphspalten oder Lymphgefäße, eben auf dem Lymphwege, verschleppt werden und auf diese Weise Metastasen entstehen.

Voraussetzung für die Verschleppung krebsiger Zellen ist ihre Ablösung vom Haupttumor.

Gelegentlich siedeln sich Krebszellen innerhalb der Lymphgefäße an, vermehren sich dort und führen zu knötchenförmigen Auftreibungen, die die Lymphgefäße verschließen können.

Meist bilden sich Absiedlungen von Krebszellen in den umliegenden Lymphknoten. Da die Lymphknoten die Aufgabe erfüllen, Lymphe und Blut zu filtern und durch ihre Abwehrstoffe fremde, eingedrungene Zellen zu vernichten, ist es nicht zu verstehen, daß man bei Krebsoperationen die Lymphknoten mit entfernt.

Natürlich können die Lymphknoten selbst soweit erkranken, daß man sie in gewissen Fällen wohl doch entfernen muß, besonders wenn die Krebszellen die Kapseln der Lymphknoten durchbrechen.

Es können schließlich mehrere hintereinander angeordnete Lymphknotenstationen befallen sein.

Ist der Lymphabfluß durch Krebszellen behindert, kann ein Lymphödem entstehen.

Es gibt auch Querverbindungen zwischen Lymphgefäßen und Blutgefäßen, so daß ein Übertritt von Krebszellen von den Lymphbahnen in die Blutbahn erfolgen kann.

Man hat geschätzt, daß im Falle des Brustkrebses die Metastasierung in vielen Fällen wahrscheinlich schon einsetzt, wenn der Anfangstumor als Knötchen weniger als 10 000 Zellen aufweist. Solch kleine Knötchen sind durch Röntgenuntersuchung nicht zu erfassen, und vielleicht ist das sogar gut, daß es so ist, daß man nicht durch Operation eingreift und die Sache eventuell verschlimmert.

Man nimmt an, daß oft von mehreren tausend verschleppten Zellen nur einige zur Metastasenbildung führen.

Mechanische Einflüsse, wie starkes Betasten und Reiben, sowie operative Eingriffe am beginnenden Tumor führen zu einer raschen Vermehrung der Zahl verschleppter Zellen, wie wir aus einer zahlreichen Literatur seit 1936 wissen.

Es gibt auch eine Verschleppung von Zellen der Krebsgeschwülste direkt auf dem Blutwege, was ihr Anwachsen an anderen Körperstellen begünstigt. In der Blutbahn überleben allerdings krebsige Zellen nur ausnahmsweise, oft weniger als ein Zehntel Prozent.

Da alle Organe des Menschen von Blut- und Lymphgefäßen durchzogen sind, gibt es auch fast in allen Organen Krebsgeschwülste, die durch die Metastasierung entstanden sind, wie zum Beispiel Lungenkrebse, Leberkrebse und andere.

Beim Prostata-Krebs glaubt man nachgewiesen zu haben, daß Metastasen auf dem Venenwege in die Wirbelsäule gelangen können. Natürlich gibt es auch Metastasen in den Körperhöhlen im Brustfellraum und bei der Frau die sogenannten Douglas-Metastasen, die in die Eierstöcke metastasieren können (sogenannte Krukenbergtumoren).

Besonders betrüblich ist es, daß bei vielen chirurgischen Eingriffen und bei Impfungen Metastasen von Krebszellen im Tumorbereich gesetzt werden können.

Bei Ansiedlung von Tumorzellen im Bereich der Blutgefäßintima entwickelt sich häufig eine Thrombose.

Beim Bronchialkrebs finden wir schließlich Metastasen im Gehirn, in der Leber, den Nieren und Nebennieren. Krebsige Tumoren im Oberschenkelbereich metastasieren oft in die Lungen, ebenso der Schilddrüsenkrebs.

Werden Hohlräume wie die Bauchhöhle oder Rückenmarksflüssigkeitsraum oder Sehnenscheiden von Metastasen ergriffen, bezeichnen wir dies mit dem Fachwort »kavitäre Metastasierung«. Hier handelt es sich um sogenannte Implantationsmetastasen. In der Bauchhöhle beobachtet man oft eine ausgedehnte Aussaat von Metastasen mit Wasseransammlung (Ascites), und dabei kann die Innenfläche des Hohlraums von zahlreichen Knötchen besetzt sein.

Das Herz und die Herzoberfläche werden selten von Implantationsmetastasen befallen, nicht, wie man meinte und mechanisch dachte, da sich das Herz ja mehr an der Oberfläche bewegte, sondern deshalb, weil der starke Blutstrom des Herzens und die Abwehrsubstanzen des Blutes im Herzen, wie zum Beispiel 2 000 mg Prozent Cholesterin als Muttersubstanz der Nebennierenrindenhormone, ein Anwachsen von Metastasen verhindert.

Innerhalb der Blutgefäße bilden die Auskleidungszellen der Blutgefäße innen (Epithelzellen) einen erheblichen Schutz gegen die Implantation von Krebszellen. Ein Anwachsen ist nur dort möglich, wo Epitheldefekte vorliegen, die bei Übersäuerung des Blutes und der Gewebe auftreten können.

Impfmetastasen finden sich besonders bei den sogenannten Biopsien, zum Beispiel bei der Prostata, aber auch bei Untersuchungenseinstichen in kleine Knoten in der weiblichen Brust.

Leukämien zeichnen sich unter anderem dadurch aus, daß sie keine zusammenhängenden Zellverbände bilden und so schnellstens Zellen verschleppen, so daß bei der erstmaligen Diagnose der Krankheitsprozeß schon verallgemeinert ist.

Ansammlungen von Leukämiezellen zeigen sich oft als echte Metastasen, weil die Zellen in diesen Krankheitsherden in der Regel ihr Wachstum (Proliferation) fortsetzen.

Die Metastasenbildung wird durch verschiedene Faktoren beeinflußt, wie wir oben bereits angedeutet haben.

Wir wissen, daß die Zahl der in Lymphe und Blut vorhandenen Krebszellen immer sehr viel größer sein muß als die Zahl der folgenden Metastasen, und so ist es wahrscheinlich, daß innerhalb der Blutgefäße zahlreiche Krebszellen zugrunde gehen, weil bestimmte Abwehrprozesse zu einer Schädigung beziehungsweise Auflösung im Blut zirkulierender Krebszellen führen können. Auch Röntgenstrahlen in geringer Dosis können im Blut zirkulierende Krebszellen schädigen. So zeigen zum Beispiel Mäuse mit bestimmten bösartigen Krebsgeschwülsten nach ionisierender Ganzkörperbestrahlung eine beschleunigte Metastasierung in die Lungen. Diese strahlenbedingte Förderung der Metastasierung kann durch intravenöse Injektion von Milzzellen gegen die betreffenden Tumoren immunisierter Tiere rückgängig gemacht werden. Für diesen Effekt scheinen vor allem die B-Lymphozyten maßgebend zu sein.

Das Festhalten von Tumorzellen im Gefäßfilter der vom Blut durchtränkten Organe kann abhängig sein von der Größe der Zellen und ihrer Verformbarkeit beziehungsweise durch ihre Oberflächeneigenschaften. Durch Neuraminidasen-Behandlung eines Aszitestumors der Maus kann dessen Ort der Tochterherdbildung nach Injektion teilweise verändert werden.

Auch scheinen in entzündlich veränderten Gewebebezirken krebsige Zellen eher stecken zu bleiben. Auch gibt es Zellen, zum Beispiel in der Leber, die Kupfferschen Sternzellen, die krebsige Zellen abfangen.

Es scheint die Behandlung von Versuchstieren mit Heparin, Fibrinolysinen und Antikoagulantien das Auftreten von Metastasen verzögern zu können. Auch kennen wir Hinweise auf eine erhöhte Bereitschaft zur Metastasierung bei vermehrter Gerinnungsfähigkeit des Blutes.

Im menschlichen Körper sind verschiedene Stellen und Organe mehr oder weniger geeignet, Metastasen angehen zu lassen. So finden sich in der Milz und in der Skelettmuskulatur selten Metastasen von Krebsgeschwülsten, wahrscheinlich weil sie besser durchblutet werden.

Gewisse Krebstypen, wie das Prostatakarzinom, der Nierenkrebs, die Schilddrüsenkarzinome und Brustkrebse neigen dazu, Metastasen im knöchernen Skelett zu setzen. Metastasen begünstigend sind also manchmal erhöhte Temperatur, lokale entzündliche Prozesse, örtliche Strömungsverhältnisse des Blutes und die Abwehrstoffe in den Lymphknoten.

Wie reagiert der Organismus auf krebsige bösartige Zellprozesse?

Die unspezifische Resistenz gegenüber der Entstehung bösartiger Krebsgeschwülste hängt von vielen Faktoren ab, zum Beispiel erblich bedingter Resistenz oder Empfindlichkeit gegenüber der Entwicklung von Krebszellen, Wachstumsbedingungen im Wirtsorganismus im Sinne des mehr oder weniger geeigneten Milieus. Desweiteren hormonale Wirkungen und Tumorhemmung zellulär entzündlicher Reaktionen, aber auch Alterseinflüsse und Ernährung.

Die Tatsache, daß viele krebsige Zellen Tumorantigene aufweisen, gibt einen Hinweis, ob im Wirtsorganismus spezifische Immunreaktionen ausgelöst werden, die die Entstehung und das Wachstum einer bösartigen Geschwulst beziehungsweise einer Leukämie hemmen oder sogar verhindern können. Daß Immunantworten auf Tumorantigene stattfinden, wird heute nicht mehr in Zweifel gezogen. Wurde zum Beispiel bei Mäusen zu Anfang die Thymusdrüse entfernt, so folgten im Wachstum vermehrt krebsige Prozesse. Immunosuppressive Maßnahmen, wie fortgesetzte Injektionen von Antilymphozytenserum oder Globulinen, können bei manchen Tierstämmen eine erhöhte Empfindlichkeit gegenüber krebserzeugenden Substanzen erwirken.

Es wird angenommen, daß die Vermehrung der Zahl bösartiger Geschwülste im höheren Alter teilweise mit einem Rückgang der immunbiologischen Kapazität des Organismus in Beziehung steht.

Wahrscheinlich ist eine immunologisch bedingte Abstoßung von Krebszellen im allerfrühesten Stadium möglich. Offenbar aber scheint der Immunapparat des menschlichen Körpers im späteren Stadium die weitere Ausbreitung des Krebses beeinflussen zu können. Verschiedene Beobachtungen sprechen dafür, daß an der immunologischen Überwachungsfunktion sowohl T-Lymphozyten als auch B-Lymphozyten und ferner Makrophagen beteiligt sind.

Zirkulationsstörungen im Geschwulstgebiet können zu einer schleichenden Bindegewebsvermehrung führen und in eine Vernarbung ausmünden.

Gelangt krebsiges Gewebe nicht in näheren Kontakt mit Blutgefäßen, wird sein Wachstum bald in mehr oder weniger ausgeprägtem Maße eingeschränkt.

Infektiöse Komplikationen im Bereich der Geschwulst führen zu zusätzlicher Infiltration, doch wurde verschiedentlich beobachtet, daß sich Krebsknoten in der Haut bei Ausbildung einer Wundrose (Erysipel) in gleicher Lokalisation verkleinerten. Durch Mikrobakterien hervorgerufene Granulome bestehen vorwiegend aus Makrophagen, die, falls sich Tumorzellen in der Nähe befinden, auch die letzteren vernichten können.

Die Folgen bösartiger krebsiger Prozesse

Aufgrund der Wachstumseigenschaften finden wir zerstörende Prozesse des Gewebes, wie Kompression der Harnröhre durch Prostatakarzinom, Kompression des Gallengangs durch Pankreaskarzinom, Kompression großer Venen und von Lymphgefäßen mit Ausbildung von Lymphschwellungen.

Als Folgen eines Tumors im Gehirn finden sich raumfördernde Prozesse mit Hirndruckzeichen und Ausfällen zentralnervöser Funktionen. Häufig finden wir einen Durchbruch einer Karzinommetastase aus einem Wirbelkörper in den Wirbelkanal mit nachfolgenden Lähmungen. Massive Metastasierung in der Leber bringt eine starke Beeinträchtigung der Leberfunktion mit sich. Verschluß der Bronchien durch einen Lungenkrebs führt zu Bronchienerweiterungen, Bronchitis und teilweise zu Lungenentzündung. Das Einwachsen eines Leberzellkarzinoms in Äste der Pfortader führt zum

Verschluß der Zellen. Manche Krebsgeschwülste zeigen einen geschwürigen Zerfall oder eine Infektion sowie Blutungen.

Leider treten nicht selten geschwüriger Zerfall, Infektion, Blutungen und Fistelbildungen einer Krebsgeschwulst zu solchen Komplikationen als Folge einer therapeutischen Bestrahlung ein.

Metastasen im knöchernen Skelett können zu spontanen Knochenbrüchen führen. Bei Tumorträgern findet man als allgemeine Folge die sogenannte Tumorkachexie, ein allgemeiner Kräfteverfall der Krebskranken, der sich in einer fortschreitenden Verschlechterung des Ernährungszustandes und damit in einer Abnahme des Körpergewichts äußert. Ein schwerer Eiweißverlust kann wesentlich an der Ausbildung einer Tumorkachexie beteiligt sein. Die bei Tumorkranken oft vorhandene Blutarmut (Anämie) beruht zum Teil auf Blutverlusten nach außen, auf einer mangelhaften Zufuhr oder Aufnahme von Eisen, Vitamin B_{12} und Folsäure sowie in einigen Fällen auf ausgedehnten Metastasierungen ins Knochenmark.

Verschiedene Krebsformen, wie zum Beispiel solche der Lungen und der Bauchspeicheldrüse, gehen mit einer erhöhten Gerinnungsbereitschaft des Blutes einher.

Unbedingt erwähnt werden müssen in diesem Zusammenhang die schweren krankhaften Erscheinungen, die durch eine zu aktive und manchmal sinnlose chirurgische Behandlung auftreten, durch Bestrahlungen in unsachgemäßer Form und Überdosierung und die absolut gefährliche zytostatische Therapie mit Alkylantien wie Leukeran, Endoxan, Cyclophosphamid, sowie CCNU und BCNU, weiter durch Äthylenimine wie Thio-Tepa und Trenimon, weiter Methansulfonsäureester wie Myleran oder Triazene oder Epoxyde. Dazu die stark giftigen Naturstoffe wie Colcemid, Proresid, VM 26, VP 16, weiter die Wica-Alkaloide und acht verschiedene Antibiotika, außerdem die Behandlung mit Antimetabolite wie Methotrexat, Immurek, oder Fluoro-Uracil. Weiter Peroxydbildner wie Procarbazin und Natulan sowie synthetische Substanzen unterschiedlicher Wirkung und Konstitution. Es sollte nicht vergessen werden, daß jeder therapeutische und operative Eingriff beim Krebs von einer schwersten Risikoquote belastet wird.

Eigenartig ist, daß Patienten mit Neigung zu Hautallergie seltener an bösartigen krebsigen Prozessen erkranken.

Während in der überwiegenden Mehrzahl der Fälle krebsige Wachstumsprozesse fortschreiten, beobachtet man ausnahmsweise auch eine Rückbildung derselben, und zwar anscheinend sehr häufig unbemerkt und nicht beachtet. Dabei dürfen wir nicht außer Acht lassen, daß krebsiges Gewebe manchmal über viele Jahre stumm bleiben kann.

Klinisch beeindruckende Rückgänge erleben wir heute nach Chemotherapie akuter Leukämien der Kinder.

Umgekehrt sind Rezidive, also ein Neuauftreten der Geschwülste, eine häufige Erscheinung nach Versuchen, die bösartige Geschwulst zu entfernen. Dies geschieht leider in vielen Fällen der Frühoperation, wobei die Tumorzellen häufig in das umgebende Gewebe einwandern und bei chirurgischer Entfernung der Hauptgeschwulst zurückbleiben, trotzdem der Chirurg versichert, er habe weit um die Geschwulst im gesunden Gewebe operiert. Diese Wiederholungsfälle (Rezidive) nach Bestrahlung und schwer giftiger chemotherapeutischer Behandlung erklären sich durch eine unvollständige Vernichtung der krebsigen Zellfamilien und schwerster Schädigung der gesunden Zellen.

Die Klassifikation von Tumoren und Leukämien

Diese Aufzählung der Tumoren geschieht nach der Tumor-Nomenklatur-Union-International und enthält 57 Hauptgruppen von Tumoren mit 469 Einzeltumoren. Wir bringen nur einige der Hauptklassifikationen, und diese sind:
1. epitheliale Tumoren ohne spezifische Lokalisation (im ganzen 27)
2. Tumoren des melaninbildenden Gewebes (6)
3. Tumoren des Nervengewebes und seiner Hüllen (15)
4. Mesenchymale Tumoren (42)
5. Tumoren des blutbildenden Gewebes des Lymphgewebes und Leukosen (16), also 116 charakterisierte größere Gruppen, was aber Einteilungssache ist.

Die Zahl der 469 bekannten einzelnen Tumoren spiegelt die Verwirrung im Krebsgeschehen wieder, denn da die Wissenschaft seit Jahrzehnten behauptet, das Krebsgeschehen sei ein lokales Geschehen und man könne es ausschneiden oder bestrahlen, müßte es ja

469 einzelne Krebsfaktoren geben, wo es in Wirklichkeit nur eine einzige letzte Ursache des Krebses geben kann.

Das histologische Einteilungsprinzip hat sich für Krebsgeschwülste geeignet erwiesen, weil es der Vielfalt der histologischen Architektur und der zellulären Besonderheiten von Tumoren in besonderem Maße Rechnung trägt.

Die histologische Nomenklatur ist beschreibend gehalten, so daß darin keine unbelegten Hypothesen hinsichtlich der Herkunft der krebsigen Zellen enthalten sein sollen. Dieses Prinzip ist aber in vielen Fällen nicht eingehalten worden, so daß in der heute gebräuchlichen Klassifikation Namengebungen vorkommen, die spekulativ sind. Für die Mediziner ist es wichtig, die Tumor-Nomenklatur als ein mehr oder weniger zufällig entstandenes Wörterbuch aufzufassen. Mit der Namensgebung wissen wir noch gar nichts über die Entstehung der Tumoren.

Natürlich gibt es Sondertypen von Tumoren, wie zum Beispiel die Teratome. Unter Teratom verstehen wir einen Tumor, der aus verschiedenen Zellen hervorgegangen ist und sich aus den verschiedensten Gewebetypen aufbaut. Teratome gehen meistens aus Keimzellen hervor. In jugendlichen Teratomen des Eierstocks finden sich manchmal Zähne, deren Alter mit demjenigen der Zähne des Wirtsorganismus identisch zu sein scheint.

Bei Sitz im Hoden handelt es sich in der Regel um ein embryonales Teratom, das unreife Gewebekomponenten verschiedener Art aufweist.

Außerdem gibt es einen Begriff für eine große Zahl verschiedenartiger lokaler Fehlentwicklungen der Gewebestruktur, die als umschriebene Tumoren imponieren und Hamartome genannt werden.

Tumoren, die sich vermutungsweise aus embryonalem Restgewebe entwickeln, sind echte Geschwülste. Beispiele sind die Chordome (Gewebe aus der Chorda dorsalis und der Wirbelsäule). Adamantinome entspringen aus Zahnanlagen.

Die Wilms-Tumoren entstehen schon meist in der Gebärmutter und sind einem untergeordnet wuchernden embryonalen Nierengewebe vergleichbar. Der Granulosazelltumor ist ein aus Granulosazellen hervorgehendes Ovarial-Karzinom.

Nähere Besprechung verschiedener Tumoren mit verschiedener Gewebeabkunft

Fibrome sind gutartige Tumoren des Bindegewebes, zum Beispiel das Fibromadurum, das zum Beispiel in der Haut oder an Schleimhäuten auftritt. Der sogenannte Desmoidtumor geht von den Faszien aus. Bekannt ist das abdominale Desmoid, das in der Bauchdecke von vorn oft im Zusammenhang mit einer Schwangerschaft entsteht.

Die bösartigen Varianten des Fibroms heißen Fibrosakome.

Myxome haben ihren Aufbau weitgehend aus einem besonderen Typ von unreifem Mesenthym. Die Zwischensubstanz der Zellen besteht vorwiegend aus sauren Mukopolysaccharinen, insbesondere Hyaluronsäure.

Lipome sind die gutartigen Tumoren des Fettgewebes und zeigen einen lappigen Bauch.

Tumoren der glatten Muskulatur nennt man Leiomyome. Besonders häufig treten sie in der Gebärmutter geschlechtsreifer Frauen auf.

Tumoren der quergestreiften Muskulatur nennt man Rhabdomyome, wie sie unter anderem im Herzmuskel auftreten. Die Muskelzellen zeigen eine ungewöhnliche Glykogenbeladung.

Bei den Tumoren des Stützgewebes unterscheiden wir die Osteome, welche gutartige knochenbildende Tumoren sind.

Hauptvertreter der bösartigen knochenbildenden Geschwülste ist das Osteosarkom.

Chondrome sind gutartige knorpelbildende Tumoren. Sie treten als sogenannte Enchondrome innerhalb knöcherner Strukturen auf oder als Ekschondrome an der Oberfläche in Erscheinung.

Die bösartigen knorpelbildenden Geschwülste heißen Chondrosarkome.

Riesenzellentumoren treten bei jüngeren Erwachsenen auf und neigen zu Rezidiven.

Vom Knochenmark leitet sich das sogenannte Ewing-Sarkom her.

Tumoren und tumorähnliche Veränderungen der Blutgefäße heißen Hämangiome, wobei man die verschiedensten Arten unterscheidet. Bösartige Gefäßtumoren sind nicht häufig.

Tumoren und tumorähnliche Veränderungen der Lymphgefäße nennt man Lymphangiome. Sie sitzen meistens in der Halsgegend und werden schon bei der Geburt festgestellt. Lymphangiosarkome treten hier und da nach radikaler Brustoperation auf im Zusammenhang mit einer chronischen Lymphstauung.

Die sogenannten Mesotheliome treten meist in serösen Höhlen auf, wie zum Beispiel im Bauchraum.

Die sogenannten xanthomatösen Tumoren haben ihren Hauptsitz in der Haut und ihre Gewebezellen, die man Schaumzellen nennt, sind mit Cholsterin beladen.

Bei den akuten Leukämien unterscheidet man etwa 27 verschiedene Varianten, wobei wir hier nur einige aufzählen: 1. akute, undifferenzierte Leukämie, 2. akute, myeloblasten Leukämie, 3. akute, myelomozytere Leukämie, Typ Naegeli, 4. akute Monozyten-Leukämie, (Typ Schilling).

Weiter: Chronisch, myeloische Leukämie, akute lymphatische Leukämie, chronisch lymphatische Leukämie, Burkitt-Lymphom, waldenströmsche Makroglobulinämie und schließlich noch das Lymphoma malignum (Hodgkin), das in vier Varianten auftritt. Diese bösartige Krankheit wird von den meisten Autoren zu den Krebsgeschwülsten gezählt, obschon das histologische Bild sehr bunt ist und eine Virusursache diskutiert wird. Wenn Allgemeinsymptome auftreten, verzeichnet man Fieber, Gewichtsverlust von mehr als 10 Prozent, Nachtschweiße, hohe Blutsenkung, Anämie, Eisenmangel und Überschuß an Fibrin. Größere Klassen von Tumoren sind die Tumoren epithelearer Herkunft, die sämtliche Karzinome ausmachen, weiter Tumoren, die sich von melaninbildenden Zellen ableiten, und Tumoren des Zentralnervensystems und der Nerven.

Die relative Häufigkeit bösartiger krebsiger Prozesse beim Menschen

Das männliche Geschlecht leidet in erster Linie an Bronchialkarzinomen. Die Reihe nimmt dann ab mit Dickdarmkarzinomen, Prostatakarzinomen, Hautkarzinomen, Magenkarzinomen, Bauchspeicheldrüsenkarzinomen.

Beim weiblichen Geschlecht stehen an erster Stelle die Brustkarzinome, weiter die Gebärmutterkarzinome, drittens die Dickdarmkarzinome, viertens die Hautkarzinome, fünftens die Magenkarzinome und sechstens die Eierstockkarzinome.

Das Magenkarzinom findet sich am häufigsten in Japan, während in den USA nur noch ein geringer Prozentsatz registriert wird.

Einige Anmerkungen zu verschiedenen häufigen Krebsen des Menschen

Bei den Bronchial- und Lungenkrebsen ist die ursächliche Bedeutung des Zigarettenkonsums außer Zweifel. Bei Männern, die mehr als zwei Päckchen Zigaretten am Tage rauchen, besteht beispielsweise eine 30 mal größere Wahrscheinlichkeit der Entstehung eines Lungenkrebses als bei Nichtrauchern. Die höchste Sterblichkeit bei Lungenkrebs (nämlich bis zu 70 Fälle auf 100 000 Einwohner pro Jahr) findet sich in industrialisierten Ländern wie England. Bei Männern tritt dieser Krebs etwa 6 mal häufiger auf als bei Frauen. Der absolute Häufigkeitsgipfel liegt zwischen dem 50. und 60. Altersjahr. Je ungefähr 40 Prozent aller Lungenkrebse sind kleinzellige Karzinome und wenig differenzierte Plattenepithelkarzinome.

Beim Brustkrebs ist die mögliche Bedeutung von Viren und hormonalen Einflüssen bei der Entstehung von Brustkrebsen häufig diskutiert worden. Die früher vermutete Beziehung zwischen dem Stillen des Kindes und einem erniedrigten Risiko für Brustkrebse hat sich nicht bestätigen lassen. Dagegen spricht vieles dafür, daß das Alter bei der ersten ausgetragenen Schwangerschaft von Bedeutung ist. Je früher die erste Schwangerschaft und Geburt desto geringer scheint das Brustkrebsrisiko. Es wird angenommen, daß die weiblichen Hormone Östron und Östradiol eine krebsfördernde Wirkung haben, während dem Östriol eher eine schützende Rolle zugeschrieben wird. Demnach wäre das Verhältnis des im Körper gebildeten Östriols im Vergleich zu den anderen Frauenhormonen für die Beurteilung des Entartungsrisikos von Bedeutung. Der Östriolquotient scheint im Verlauf der Schwangerschaft zuzunehmen. Außerdem ist die hemmende Wirkung von Prolaktin auf die Entwicklung des Brustkrebses bekannt, und man muß auch die Einflüsse von männlichen Hormonen berücksichtigen. In vielen Fällen wird die Begünstigung der Bildung von Brustkrebsen durch Progesteronpräparate vermutet. Der Brustkrebs der Frau läßt sich in zwei Gruppen unterteilen, von denen die eine auf eine Entfernung der Eierstöcke günstig reagiert, die andere nicht.

Es ist denkbar, daß Östrogene über eine Förderung der Wachstumstätigkeit im Brustepithel die Voraussetzung für das Entstehen von Krebs verstärken. Dazu gibt es noch weitere Beispiele allgemein hormonaler Einflüsse auf die Entwicklung und das Wachstum von Geschwülsten. Beispielsweise treten Prostatakarzinome bei Männern ohne Hodenfunktion fast nie auf. Umgekehrt gehört die Entstehung dieses Krebses zu den Gefahren einer langdauernden Therapie mit Männerhormonen.

Über die Ursache der Dickdarmkarzinome weiß man wenig Bescheid. Finden sich familiär Polypen im Dickdarm, dann entwickeln sich auch fast immer Dickdarmkrebse, oft schon im Alter von weniger als 20 Jahren. Die Häufigkeit dieser Krebsart nimmt mit dem Alter zu.

Die Krebse der Gebärmutter entstehen zuerst meist als Krebs des Muttermundes, und hierbei sind möglicherweise Herpes simplesViren beteiligt. Die relative Häufigkeit des Muttermundkrebses scheint mit der Dauer und der Häufigkeit des Geschlechtsverkehres, der Anzahl von Schwangerschaften und schlechten sozialen Verhältnissen in direkter Beziehung zu stehen. Auffällig ist, daß dieser Krebs bei jüdischen und ähnlichen Bevölkerungsgruppen, die beim Manne die Beschneidung durchführen, nur selten auftritt. Der Gebärmutterkrebs betrifft im Gegensatz zum Muttermundkrebs eher sozial Gutgestellte und kinderlose Frauen, und es bestehen direkte Beziehungen zwischen dem Auftreten dieser Krebsart und gewissen Stoffwechselstörungen, wie Fettsucht, Zuckerkrankheit und Bluthochdruck. Als Ursache spricht vieles dafür, daß eine Überproduktion von Frauenhormonen besteht.

Das Prostatakarzinom des Mannes entwickelt sich anscheinend unter Androgeneinfluß, das heißt im Alter der vollen Sexualität. Dies muß man bezweifeln, da der Prostatakrebs meist erst Männer befällt, die 55 bis 65 Jahre alt sind. Der Häufigkeitsgipfel liegt zwischen 60 und 80 Jahren.

Magenkrebs tritt vermehrt auf bei Männern mit der Blutgruppe A und solchen, die zuwenig Salzsäure und Chlor bilden. Von besonderem Interesse ist die Häufigkeit des Magenkrebses in Ländern wie

Japan, Rußland, Finnland, Österreich und Chile. Eßgewohnheiten spielen möglicherweise eine Rolle. In Amerika ist der Magenkrebs entscheidend zurückgegangen seit ein großer Teil der Bevölkerung ein sportliches Leben führt und dementsprechend seine Ernährung einrichtet. Männer sind etwa doppelt sooft von Magenkrebs betroffen wie Frauen. Es gibt familiär gehäufte Fälle. Auch die Operation des Magenkrebses verbessert kaum die Überlebenszeit, die meist weniger als zwei Jahre beträgt.

Die akute lymphatische Leukämie ist die häufigste Krebskrankheit des Kindesalters, und sie beträgt 37 Prozent aller bösartigen Neubildungen bei Kindern. In 20 bis 30 Prozent der Fälle handelt es sich um T-Zellen-Leukämien, die oft mit der Ausbildung eines Thymustumors einhergehen, und nur selten haben wir es mit einer B-Zellen-Leukämie zu tun. Bei Erwachsenen mit lyphatischer Leukämie und Ausbildung großer Lymphtumoren an den Halsseiten und beiden Achselhölen beseitigt die Injektion der Tübinger Bombe (Volon A 40 + Cytobion 1 000 Gamma + Elmedal 3 ml) schnellstens die lymphatische Tumorbildung nach etwa drei Injektionen in Abständen von zwei Wochen, und dieser Zustand kann erhalten werden in nachfolgendem Drei-Wochen-Rhythmus der Injektion ohne Ausbildung eines Cushing-Syndroms. Die Leukozyten vermindern sich dabei langsam von 100 000 auf 10 000.

Bei der chronischen myeloischen Leukämie liegt der Altersgipfel zwischen 30 und 60 Jahren. Das leukämische Blutbild mit bis 300 000 Zellen/mm³ zeigt myeloische Zellen in den verschiedensten Reifestadien. Diagnostisch wichtig ist die Bestimmung der alkalischen Phosphatase. Die Milz kann mächtig vergrößert sein. Der Tod wird häufig durch die Chemotherapie beschleunigt.

An der Hodgkinschen Erkrankung leiden ungefähr zwei Menschen auf 100 000 pro Jahr. Die Krankheit tritt meist im dritten Lebensjahrzehnt auf, und Männer erkranken ungefähr vier mal häufiger als Frauen. Der Verlauf erstreckt sich meist über viele Jahre.

Lymphsarkome gehen in der Regel von den B-Lymphzellen aus. Der Häufigkeitsgipfel liegt über 50 Jahre, und Männer werden mehr betroffen. Der Beginn zeigt sich oft in Zervikal-Lymphknoten. Der Verlauf ist relativ gutartig, besonders beim großfollikulären Lymphoblastom nach Brill-Symmer. 50 Prozent der Patienten überleben mehr als 5 Jahre nach der Diagnosestellung.

Theoretische Biochemie der gestörten Proteinsynthese durch Elektronenüberschuß als eigentliche Ursache des Krebses.

Die theoretische Biochemie des Krebses sucht, im Gegensatz zur Kenntnis einzelner Tatsachen, eine wissenschaftliche Einheit herzustellen, in der Tatsachen und Hypothesen zu einem Ganzen verarbeitet sind.

Die experimentelle Medizin und Biologie sind mit immer feineren und genialeren Methoden schließlich in die atomaren und elektronischen Dimensionen des Lebens eingedrungen, aber die Ursache des Krebses lag fast ein Jahrhundert in tiefem Dunkel.

Seit Warburg 1923 den fundamentalen Unterschied zwischen einer gsunden und einer Krebszelle in der Gärung mit Milchsäurebildung fand, kam die Forschung in Bewegung, und wir wissen heute mit einiger Sicherheit, wie der Weg zur Erkenntnis der letzten Ursache des Krebses verläuft, den ich im folgenden so kurz wie möglich darlegen möchte.

Die Krebserkrankung betrifft nur mehrzellige Lebewesen, wie auch den Menschen mit seinen 60 bis 100 Billionen Zellen, die in der Erdgeschichte seit etwa 1 Milliarde Jahren vom Sauerstoff leben. Vorher muß die Uratmosphäre stark reduzierend gewesen sein und enthielt hauptsächlich Elektronenspender, zum Beispiel stark reduzierende Schwefel-Wasserstoffgruppen.

Das Protein war damals dielektrisch, das heißt nicht leitend für Elektronen. Nach 3 Milliarden Jahren seit der Entstehung der Erde trennte Sauerstoff, als bester Elektronenempfänger für den Menschen, in den Proteinen ihre Elektronenpaare und ließ freie Radikale entstehen.

Der Wasserstoff, der heute noch zu 99 Prozent der allgemeine Weltenbaustoff ist, ist mit Kohlenstoff, Stickstoff, Sauerstoff und Schwefel auch heute noch ein Hauptbaustein des menschlichen Organismus.

Die Oxydation ist nun bekanntlich eine Abgabe von Elektronen und die Reduktion eine Aufnahme derselben. Die Atmungskette ist nur dazu da, um den Wasserstoff und seine Elektronen zum Sauerstoff zu führen und diesen zu reduzieren. Dies geschieht in 1-Elektronenübergängen. Die Glykolyse baut Glukose und 2 Moleküle anorganisches Phosphat mit 2 Molekülen ADP zu 2 Molekülen Milchsäure ab, gewinnt dabei 2 Moleküle ATP und als Abfallstoff 2 Moleküle Wasser. Zwischen Atmungskette und Glykolyse ist der Zitronensäurezyclus eingeschaltet.

Der Zitronensäurezyclus liefert in einer Umdrehung 8 Wasserstoffatome.

Die Glykolyse oder Gärung ist eine Notfallsfunktion, die 2 Mol ATP als Energie liefert, während die Atmungskette 38 Mol ATP entstehen läßt und als Abfallstoffe Wasser und Kohlensäure.

Es ist nun eine wunderbare Tatsache, daß der Organismus weit über 200 Pyridin-Co-Enzym-spezifische Dehydrogenasen bereitstellt, die nur die Aufgabe haben, den Wasserstoff aus dem Organismus und aus der Nahrung herauszulösen, über die Atmungskette zum Sauerstoff zu führen und so als ATP zu speichern. An der Entdeckung des NAD (Nikotinsäure-Amid-Adenin-Dinucleotid) als Pyridinabkömmling war Warburg maßgeblich beteiligt.

Was geschieht nun bei Sauerstoffmangel der Zelle, bei Atmungsstillstand oder verminderter Atmung in der Atmungskette vom Wasserstoff bis zum Sauerstoff? Nach Klingenberg und Mitarbeitern in Amerika kommt beim gänzlichen Sauerstoffmangel ein Rückwärtslaufen der Atmungskette unter ATP-Verbrauch zustande und eine Umkehrung des phosphorylierenden Elektronentransportes.

Beim verminderten Durchfluß von Elektronen über die Atmungskette entsteht ein Elektronenstau, und die Glieder der Atmungskette werden statt oxydiert reduziert. So ist, wie die Tabelle zeigt, bei Atmungsstillstand $NADH_2$ zu 99 Prozent konzentriert vorhanden, $FADH_2$ zu 40 Prozent, Cytochrom b zu 35 Prozent, Cytochrom c zu 14 Prozent, Cytochrom a_3, das Warburgsche Atmungsferment, wird nicht reduziert. Im Falle hoher ADP-Konzentration aber entsteht eine maximale Atmung, und die Elektronen werden mit maximaler Geschwindigkeit zum Sauerstoff transportiert. Nun entstehen im vielzelligen Organismus durch Atmungsschädigung und Sauerstoffmangel, die uns heute durch die Umwelt alle bedrohen, wie auch durch Bewegungsmangel und Übergewicht als Folgezustand des Wasserstoffüberschusses und seiner Elektronen, chemische Radikale, die in Kettenreaktionen ausarten können.

Konzentration der Atmungskette

Co-Enzyme	NADH$_2$	FADH$_2$	Cytochr. b.	Cytochr. c.	Cytochr. a.
maximale Atmung = viel ADP	53%	20%	16%	6%	4%
Sauerstoffmangel = wenig ADP	99%	40%	35%	14%	0%

So entstanden aus freien Radikalen in frühesten Erdperioden aus Dielektrica dann die sogenannten Halbleiter, und es war der Nobelpreisträger Albert Szent Györgyi, der auf die Proteine als Halbleiter hinwies, weil die Elektronenleitfähigkeit der Proteine durch die Elektronen des Sauerstoffs gesteigert werden konnte.

Dieser Befund ist wichtig für meine Krebstheorie, denn leitfähige Proteine halten ihr Wachstum in normalen Grenzen.

Da nun die Umkehrung der Atmungskette bei Sauerstoffmangel als letzte Konsequenz möglich ist, entstehen nach meiner Hypothese dadurch allosterische Veränderungen an der Oberfläche der Atmungsenzyme durch Hydrid-Ionen H- oder Radikale.

Der Grundgedanke der allosterischen Kontrolle, zum Beispiel des Enzymeiweißes der Atmungskette, ist der, daß die Strukturen des Enzyms durch die Anlagerung eines sogenannten Effektors an den allosterischen Bereich die Aktivität des Enzyms beeinflussen. Die allosterischen Veränderungen der Enzymproteine in der Atmungskette bedingen nach meiner Hypothese ein charakteristisches Ladungsmuster durch die unterschiedliche Elektronendichte der Atomgruppen der Amino-Säuren-Seitenketten und der Wasserstoffbrücken. Weiter geht nach meiner Hypothese nach Verbindung des Wasserstoffes als Auflage auf die Oberfläche des Enzymproteins eine gegenseitige Beeinflussung der elektromagnetischen Felder vor sich, und es tritt eine Deformation der Ladungswolke ein. Es ändert sich so durch die Absorption des allgegenwärtigen Wasserstoffmoleküls das Volumen des Proteins und nimmt eineige Mol zu. In der Atmungskette werden die Enzyme so grundlegend in ihrem Protein verändert.

Die Desoxyribonukleinsäure (DNS oder DNA) stellt nun das genetische Material der Organismen dar. Den Bau der DNS darf ich als bekannt voraussetzen: Sie besteht aus einer Doppelschraube, ähnlich einer Strickleiter, und die Holme der Strickleiter werden außen von Phosphorsäuremolekülen gebildet, in der Mitte von Zuckermolekülen der sogenannten Desoxyribose, und innen stehen sich 4 Basen gegenüber, nämlich Adenin gegenüber dem Thymin und Guanin gegenüber dem Cytosin. Die Holme werden verbunden durch Sprossen, welche im Falle der DNS Wasserstoffbrücken sind.

Eine der fruchtbarsten Hypothesen, die zum Verständnis der enzymatischen Reaktionen in der DNS beitragen, ist die Operon-Hypothese von Jacob und Monod, wofür sie 1965 den Nobelpreis bekamen. Nach Jacob und Monod unterscheidet man 3 Gruppen von Genen auf den Chromosomen:

1. die Regulator-Gene,
2. die Operator-Gene,
3. die Struktur-Gene oder Baustein-Gene mit dem Endprodukt Eiweiß.

Die Struktur-Gene steuern über die Messenger DNS die Synthese von Proteinen, wie es zum Beispiel in der Atmungskette die Flavo-Proteine sind, die Cytochrome und das Warburgsche Atmungsferment.

Den Struktur-Genen unmittelbar vorgeschaltet sind die Operator-Gene, die die Aktivität der Struktur-Gene kontrollieren.

Die Operator-Gene wiederum werden von Regulator-Genen gesteuert, die eine Repressor-Substanz erzeugen und diese zum Operator-Gen senden, um mit ihm Verbindung aufzunehmen.

Repressorsubstanzen, wie nach meiner Hypothese zum Beispiel die Atmungsenzyme mit überschüssigem Sauerstoff, schließen einen Operator, und so lange Sauerstoff die Atmungskette in Gang hält, wird auch der Operator verschlossen gehalten. Damit können die Struktur-Gene mit der Messenger-RNS nur soviel Eiweiß aufbauen, wie es zu einem geordneten Wachstum der Zelle notwendig ist.

Bei der Regulation der Gen-Aktivität spielt nun das cyclische AMP (3' 5' Adenosin-Mono-Phosphorsäure) eine besondere Rolle.

Zur Theorie der Wirkung des cyclischen AMP, die von Sutherland und Mitarbeitern entwickelt wurde, wofür Sutherland 1971 den Nobelpreis bekam, ist zu sagen, daß viele Hormone, die als Botenstoffe bezeichnet werden, eine Stimulierung des Adenylat-Cyclase-Systems in der Zellmembran bewirken.

Dadurch wird im Innern der Zelle aus ATP das cyclische AMP gebildet.

Dieses überträgt die Signale der Hormone in das Innere der Zelle als sogenannter zweiter Botenstoff und setzt spezifische Stoffwechselreaktionen in Gang, zum Beispiel solche Zellteilungsprozesse, die eventuell eine Rolle für die Entstehung von Krebsgeschwulsten spielen oder ihr Entstehen verhindern.

Dazu ist ein Protein erforderlich, das als cyclisches AMP-Rezeptor-Protein bezeichnet wird mit der Abkürzung CRP. Ohne CRP wird das Operon gar nicht geöffnet, wie es bei Sauerstoffüberschuß der Fall ist.

1960 bis 1975 habe ich nun damit begonnen, Krebskranke daraufhin zu untersuchen, wieviel AMP, ADP, ATP, anorganisches Phosphat und Milchsäure sie im Serum aufwiesen und habe ihnen 6 Weltspitzenkönner im Langstreckenlauf als Vergleich entgegengestellt.

6 Krebskranke					
	AMP mg%	ADP mg%	ATP mg%	Anorgan. mg% Phosphat	Milchsäure mg%
Summe	0,206	4,05	17,15	4,5	18,1

6 Spitzenkönner (Norpoth, Nägele, Zylka, S. Bauer, Christa Vahlensiek, Anne Pede)					
	AMP mg%	ADP mg%	ATP mg%	Anorgan. mg% Phosphat	Milchsäure mg%
Summe	2,66	6,36	39,70	8,33	6,3

Wie sich aus der Tabelle ergibt, hatten die 6 Weltspitzenkönner 10 mal soviel AMP als Regulator im Blutserum als 6 moribunde Krebskranke. So ist anscheinend das AMP in seiner höheren Konzentration ein Maß für die Gesundheit und Leistungsfähigkeit.

Bei Wasserstoff- und Elektronenüberschuß wird nun nach meiner Hypothese ein Operator geöffnet, und eine ungehemmte Eiweiß-Synthese kommt in Gang, die so lange abläuft, bis Sauerstoffüberdruck den Operator wieder verschließt, wie das bei 8—12facher Sauerstoffaufnahme, beim Langstreckenlauf, der Fall ist.

Zu meiner Theorie der Krebsentstehung ist nun noch einiges nachzuholen.

In der Struktur der DNS, die Watson und Crick 1953 vorgeschlagen haben und damit die biologische Entdeckung des Jahrhunderts machten, spielen Wasserstoffbrückenbindungen eine ganz wesentliche Rolle.

Im Falle des Stillstandes beziehungsweise des verminderten Durchflusses an Wasserstoff und Elektronen in der Atmungskette zum Sauerstoff, beziehungsweise beim Rückwärtslaufen der Atmungskette und Reduktion von NAD, bilden sich Hydride H^- in den Wasserstoffbrücken. Die Häufung von negativen Elektronen stört das elektrische Gleichgewicht in den Wasserstoffbrücken, und die gegenseitige Abstoßung der Wasserstoffatome führt so zur Zerreißung der Wasserstoffbrücken. Die beiden DNS-Stränge öffnen sich wie ein Reißverschluß, was dann bei Wasserstoffüberschuß zu Tautomerien, Überquerungen und Vertauschungen sowie Mutationen der Basen zur Folge haben kann. Punktmutationen führen zu einer Änderung der Reihenfolge der Nukleotide in der DNS und damit zur Fälschung des Einbaues von Amonisäuren bei der Proteinsynthese. So sind Verschiebungen der Wasserstoffatome in den Basen und Wasserstoffbrücken der DNS die Ursache zahlreicher Enzymdefekte, die zu Stoffwechselstörungen führen, vor allem zu der Stoffwechselstörung, die wir Krebs nennen.

Wenn also die Atmungskette gestört ist und Wasserstoff mit seinen Elektronen sich anhäuft, so entstehen, allgemein gesagt, Fehler in der DNS und ihr Histonmantel, der aus basischen Proteinen besteht, wird aufgerissen, wie man es beim Puffing-Phänomen an Chromosomen, zum Beispiel nach Gabe des Hormons Ecdyson, sieht.

Dieses Steroidhormon der Insekten löst wulstartige Aufblähungen an einigen Stellen der Chromosomen aus, die Beermann und Clever 1964 als Aktivität bestimmter Gene und Gengruppen deuteten, wie nach meiner Hypothese an dieser Stelle der Repressor der Proteinsynthese außer Funktion gesetzt wird.

Nach hundertjähriger Forschung zur Entstehung des Krebses mit tausenden Irrwegen kann man sich heute nur zwei oder drei Möglichkeiten zur Entstehung des Krebses denken:
1. Krebs hat seinen Ursprung in Veränderung der genetischen Substanz,
2. Krebs hat dadurch seine Ursache in den Veränderungen der Proteine in den Zellen,
3. kann man sagen, daß Krebs entsteht durch Veränderungen in den Elektronen der Proteine.

Mit der Kombination der im Jacob-Monodschen System eingetretenen Induktion und Repressionen der Enzymsynthese haben unter anderem Pitot und Heidelberger auf nicht-experimentellem, deduktivem Wege 1963 ein System der Krebsentstehung konstruiert, welches meiner Hypothese ähnlich ist, aber nicht erklärt, wieso ein Operator geöffnet oder verschlossen wird. Dies kann nur durch die Existenz der Atmungskette und deren Umkehr letzten Endes gezeigt werden, denn so kann man schließen: »Die Funktion der Atmungskette ist das Leben, und ihre Störung durch den allgegenwärtigen Wasserstoff ist der Tod.«

So bin ich der Ansicht, daß man den ausgebrochenen Krebs niemals endgültig wird heilen können, und eine Therapie des ausgebrochenen Krebses durch Stahl, Strahl und Cytostatica erscheint gegenüber einer möglichen Prophylaxe wie menschliches Stümperwerk, denn die Zahlen der Fünfjahresgrenzheilungen sind doch nur in wenigen Fällen echte Heilungen, weil die so behandelten Menschen nie mehr als ganz gesund zu bezeichnen sind, sehr oft aber schon unmittelbar nach der Operation einem Siechtum verfallen.

Wenn die Umkehrung der Atmungskette als Krebserkrankung zu bezeichnen ist, ist damit gleichzeitig der Weg einer Vorbeugung der Krebserkrankung gegeben, den mir schon 1969 Warburg bestätigte, nämlich die vermehrte Sauerstoffversorgung mit dem Abbau des Wasserstoff- und Elektronenüberschusses und die Vermeidung der carcinogenen Gifte der Umwelt, die die Atmungskette stören.

So tritt zum Schluß die Frage auf: »Ist eine Vorbeugung zur Krebserkrankung möglich?«

Wie schon mehrmals von mir veröffentlicht, wurde bei einer Frageaktion an älteren Langstreckenläufern, die früher krank gewesen waren und seit 2—8 Jahren im Langstreckentraining standen, von mir festgestellt, daß sie nur zu 0,66 Prozent nach Beginn des Trainings noch an Krebs erkrankten, während die Vergleichsgruppe von männlichen Alterspatienten im gleichen Alter von 40—90 Jahren, in der gleichen Beobachtungszeit von 2—8 Jahren, in 6,4 Prozent der Fälle Krebserkrankungen aufwies. Das sind 9 mal mehr Krebserkrankungen als bei den trainierten Altersläufern, die vor dem 40. Lebensjahr krank gewesen waren und nun gesund und leistungsfähig geworden waren.

Damit sind meine theoretischen Ausführungen erst mit Leben und Hoffnung erfüllt worden, denn alle Theorien des Krebses müßten schließlich als Endergebnis eine Weg zeigen, wie man aufgrund der letzten Ursache den Krebs verhüten könnte.

Krebsvorbeugung durch Dauerlauf

Dauerlaufen als Alternativ-Medizin

In diesem Beitrag möchte ich im wesentlichen vier Punkte ansprechen, die mein Konzept der »schonungslosen Therapie« durch Dauerlaufen in sehr knapper Form umreißen:

1. Das Rezept für Gesundheit,
2. auf das *Wie* des Laufens kommt es an,
3. von der Bedeutung des Ausdauertrainings für den älteren Menschen und
4. Warum gerade das sogenannte schwache Geschlecht für Ausdauerleistungen prädestiniert ist.

1. Das Rezept für Gesundheit

Gesundheit ist nach meiner Auffassung ohne ein ständig aktives und ausdauerndes Tätigsein des Menschen über sein ganzes Leben hinweg nicht erreichbar.

    Gesundheit — in erster Linie als ein Nicht-Kranksein verstanden — kann durch drei Faktoren wesentlich verbessert und gesteigert werden:

— durch vermehrte Förderung des lebensnotwendigen Sauerstoffes,
— durch Verminderung des Wasserstoffes im Organismus, das heißt: durch Gewichtsverminderung auf Normalgewicht beziehungsweise Idealgewicht,
— durch sehr häufige Anstrengung mit Schweißbildung als Folge.

Wie wichtig der Sauerstoff ist, erkennt man daran, daß man im Sitzen und in Ruhe nur 1/4 Liter Sauerstoff pro Minute aufnimmt. Beim Spazierengehen nimmt man etwa 1/2 Liter Sauerstoff auf bei gesundem Kreislauf. Dies ist aber viel zu wenig. Denn um gesund zu bleiben, muß der Mensch täglich etwa 20 Minuten lang pro Minute 2 Liter Sauerstoff, der in 45 Liter Atemluft enthalten ist, durch den Körper schleusen. Das erreicht man nur durch einen leichten Trablauf mit einer Pulszahl von 130 pro Minute. Ein Beispiel mag das illustrieren. Um 1 Kilo Körperfett durch Bewegung zu verbrennen, braucht man 2 000 Liter Sauerstoff. Das heißt: man müßte dann vier Marathonläufe in jeweils 2 1/2 Stunden absolvieren, weil ein solcher Lauf in dieser hervorragenden Zeit etwa 500 Liter Sauerstoff benötigt. Wenn ein Arzt also rät, man sollte täglich einmal spazierengehen, so ist das zwar besser als nichts, aber im Grunde genommen wenig wirkungsvoll.

Besser ist es da schon, von den 2 500 bis 3 000 Kalorien in der täglichen Nahrung nur die halbe Menge zu nehmen. So, wie die berühmte FdH-Regel es besagt: »Friß die Hälfte!« Nur 1 500 Kalorien pro Tag über längere Zeit genommen — und dabei Beruf und Sport ausgeübt — führt mit Sicherheit sehr schnell zum Idealgewicht! Und je geringer das Gewicht, um so weniger Sauerstoff wird verschwendet.

Die Intensität eines Langlaufes sollte nie höher sein als oben angegeben. Die Faustregel besagt: man läuft so, daß man sich dabei unterhalten kann, also immer noch Atemreserven hat.

Um bei diesem (langsamen) Tempo in Schweiß zu geraten, genügt es aber nicht, nur 20 Minuten lang zu traben. Ein solches langsames Laufen muß eine Stunde durchgeführt werden.

Mein Gesundheitsrezept lautet in Versform verkürzt so:

Laufe langsam
Laufe täglich viele Kilometer
Trink mäßig
und sei nicht gefräßig.

Dieses Rezept gilt für Anfänger ebenso wie für Spitzenkönner, Kinder und Greise, für Frauen und Mädchen. Es gilt für jedermann überhaupt! Denn der langsame Lauf, zumal der Langstreckenlauf, ist die natürlichste Bewegung des Menschen. Und nur Dauerbewegung erhält gesund!

2. Wie man zur Steigerung der Gesundheit laufen sollte

Das langsame Laufen (Jogging) ist eine Bewegungsart, die etwas schneller ist als schnelles Gehen, aber nicht so anstrengend. Die Pulsfrequenz sollte 5 Minuten nach Beginn des langsamen Laufens 130 erreichen und nur selten überschreiten. Die häufig verwendete Faustregel: Pulszahl = 180 minus Lebensalter ist sehr ungenau. Danach müßte zum Beispiel ein 10jähriger Jogger eine Pulsfrequenz von 170 einhalten und ein 80jähriger einen Puls von 100. Letzterer wäre untertrainiert. Das 10jährige Kind würde mit einer Pulszahl von 170 im Jogging dauernd Raubbau mit seinen Herzreserven treiben.

Weil ich diesen Gesichtspunkt für so wichtig halte, sei er wiederholt: Der Mensch nimmt im Sitzen und Liegen in 6 bis 9 Litern Atemluft 250 ccm Sauerstoff pro Minute auf. Sauerstoff ist bekanntlich der einzige Lebensstoff, den wir unbedingt in jeder Sekunde benötigen.

Der Spaziergänger ventiliert einen halben Liter Sauerstoff pro Minute, der schnelle Geher 3/4 Liter und der Jogger schon 1 Liter, wobei der langsam laufende Läufer etwa 40 Liter Atemluft ventiliert. Dies aber ist noch viel zu wenig, um gesund und leistungsfähig zu werden bzw. zu bleiben! Daher müssen die Laufzeiten und/oder die Laufstrecken verlängert werden.

In der Praxis sieht das so aus:

Man läuft in langsamem Tempo so lange, bis man etwa 30 Liter Sauerstoff aufgenommen hat. Das entspricht einer Zeit von 30 Minuten mit Pulsfrequenz 130. Oder, an der Länge der Laufstrecke gemessen, 4—5 km. Diese dürfen beim Anfänger durch Gehpausen von 1 Minute Dauer unterbrochen werden, und zwar alle 3 Minuten, so daß dann schließlich eine Gesamttrainingszeit von 40 Minuten herauskommt.

Für diejenigen, die ganz am Anfang des Lauftrainings stehen, gilt eine noch behutsamere Methode der Belastung. Zunächst — wer zählt zu diesen krassen Anfängern?

Dazu zählen alle, die seit Jahren und Monaten nicht gelaufen sind, Übergewicht haben, erhöhten Blutdruck, zuviel Fett im Blut, eine gewisse Herzinsuffizienz aufweisen, über 50 Jahre alt sind oder einen Herzinfarkt durchgemacht haben. Die schonendste Methode ist, zuerst zwei Wochen lang an vier Tagen 50 m zu traben und 50 m Gehpausen zu machen und das Ganze zehnmal zu wiederholen. Das macht insgesamt 1 km, der in etwa 8 Minuten zurückgelegt wird.

Die Belastungssteigerungen erfolgen nach und nach, schrittweise und niemals in großen Sprüngen.

In der 3. und 4. Woche werden an 5 Tagen 100 m Traben und 100 m Gehen 10 mal zurückgelegt, also insgesamt 2 000 m in etwa 15 Minuten.

Die 5. und 6. Woche bringt 6 Trainingstage mit 150 m Traben, 100 m Gehpausen, das entspricht 2 500 m in 20 Minuten.

In der 7. und 8. Woche werden dann 6 mal 200 m getrabt und dazwischen 100 m gegangen, also in der Summe 3 000 m in 25 Minuten zurückgelegt.

Ab der 10. Woche läuft man schon zügig 300 m in 2—2 1/2 Minuten und geht 100 m zur Erholung. Und auch diese Einheit wird 10 mal wiederholt. Die insgesamt 4 000 m werden in etwa 25 Minuten zurückgelegt. Dieses sogenannte Waldnieler Einlauftraining wird 4 Wochen lang an je 6 Wochentagen beibehalten.

Ab der 15. Woche läuft man anschließend an das »Waldnieler Eintraben« Woche um Woche steigernd zusätzlich 2, 3, 5 und auch mal 10 km mit oder ohne Gehpausen.

Schon im Jahre 1955 habe ich in einem Vortrag, den ich in Köln hielt, gefordert, was erst Jahre später zur allgemeinen Devise wurde, nämlich:

Man muß immer so laufen, daß man sich dauernd sprechend dabei unterhalten könnte

Das Ziel besteht darin, nach 6 Monaten Training 5 km in 30 Minuten laufen zu können. Nach 1 Jahr Training 10 km in 60 Minuten. Dabei werden dann auch schon Pulszahlen zwischen 140—160 erreicht. Es darf aber keine ausgesprochene Atemnot auftreten.

Das moderne Wort »Jogging« bedeutet nichts anderes als »Traben mit Gehpausen«. Dieses Traben mit Gehpausen (Jogging) ist von mit bereits in den Jahren 1947—53 in Waldniel entwickelt und eingeführt worden.

Langsames — im Anfang von Gehpausen unterbrochenes — Laufen ist von kaum zu überschätzendem gesundheitlichen Wert. Es heilt und verhütet viele Krankheiten. Ich zähle in zwangloser Reihenfolge einige davon auf:

Kreislaufstörungen, gewisse Formen der Herzrhythmusstörung, gewisse Grade der Herzinsuffizienz, Rehabilitation von Infarkten, vegetative Dystonie, Hypertonie, Hypotonie, Durchflußbehinderung von Venen und Arterien, Übergewicht, Zuckerkrankheit, Hypercholesterinämie, gewisse Allergien, Depressionen, Anämien, Rehabilitation von Knieoperationen und Verletzungen, Periostitisfälle der unteren Extremitäten, gewisse Formen der Neurasthenie und anderes mehr.

Diese Liste ließe sich leicht um ein Vielfaches verlängern.

Interessant in diesem Zusammenhang ist folgendes: In den USA stieg die Zahl der Jogger von zwei Millionen im Jahre 1974 um weit mehr als das Zehnfache bis Anfang der achtziger Jahre. Gleichzeitig nahm in dieser Zeit die Zahl der Herzinfarkte um 25 Prozent ab. Hierin ist ein direkter Zusammenhang zwischen Zunahme des Jogging und Abnahme der Herzinfarkterkrankungen zu sehen! — Auch die amerikanischen Ärzte können ihren Kollegen ein Vorbild sein. In den USA gibt es mehr als 5 000 laufende Ärzte. Am traditionellen »Boston Marathon« nehmen jedes Jahr mehr als 200 Ärzte teil. Das ist eine gute Werbung für den gesundheitlichen Wert des Laufens.

3. Von der Bedeutung des Ausdauertrainings für den älteren Menschen

Kinder und jugendliche Menschen können im Schulalter, wenn sie gesund und bewegungstüchtig sind, sowohl schnell als auch ausdauernd laufen und ohne Verletzungsgefahr springen.

Der ältere Mensch, und sei er erst 40 Jahre, kann seinen Muskeln, Sehnen, Gelenken und Bändern im allgemeinen nicht mehr so schnelle Bewegungen abfordern wie im Jugendalter. Dafür kann er aber bis ins höchste Alter, sogar über 90 Jahre, eine leichte Dauerbewegung pflegen, die den Stoffwechsel auf Touren hält. Im Falle des leichten, langsamen Dauerlaufs ist eine 6- bis 8fache Sauerstoffaufnahme garantiert. Es steht zwar fest, daß die 60 bis 100 Billionen

Zellen im Laufe des Lebens einen Teil ihrer Funktionsfähigkeit verlieren. Aber die Vorgänge des Alterns lassen sich — wie wir ziemlich sicher wissen — wenigstens im Tempo bremsen.

Das Leben der Zellen hängt in erser Linie von der Sauerstoffzufuhr ab und erst in zweiter Linie von der Aufnahme gewisser Nahrungsstoffe.

Man kann den Alterungsprozeß durch Laufen nicht aufhalten, wohl aber verzögern. Beispiele aus der Interessengemeinschaft älterer Langstreckenläufer zeigen dies. Über 70jährige liefen 10 000 m unter 40 Minuten und bewältigten die Marathonstrecke in knapp über 3 Stunden. Vergleichsweise sei gesagt, daß für das Sportabzeichen der 18- bis 32jährigen eine 5 000-m-Leistung von nur 23 Minuten verlangt wird. Die eben erwähnten Alterläufer sind also bedeutend leistungsfähiger. Ihre Organe sind »jünger« und leistungsfähiger als beispielsweise diejenigen des Durchschnitts der Bundeswehr. An den Ausdauerleistungen für das Sportabzeichen läßt sich dies im Vergleich belegen.

Die Altersläufer befanden sich vor Eintritt in die Interessengemeinschaft bis zum 40. Lebensjahr in einem Gesundheitszustand wie jedermann heutzutage. Sie wurden durch das jahrelange, regelmäßige Ausdauertraining nach der »Waldnieler Methode« gesünder und leistungsfähiger als unsere Bundeswehrjahrgänge (hinsichtlich Ausdauer).

Es zeigte sich unter anderem auch, daß die Arteriosklerose respektive der Herzinfarkt kein unabwendbares Schicksal zu sein brauchen. 1967 kam ein 38jähriger Patient zu mir, der den zweiten Herzinfarkt hinter sich hatte. Er sollte nie mehr arbeiten und war todunglücklich darüber. Ich trainierte mit ihm zusammen. Anfangs wurde nur 50 m getrabt und 50 m gegangen. Nach 7 Monaten lief er die Marathonstrecke in guten 3:44 Stunden. Das ist viele Jahre her. Er wurde durch Laufen wieder gesund und ist es geblieben.

Heute haben wir in der Bundesrepublik eine Reihe von Altersläufern, die nach einem Herzinfarkt unterschiedlicher Schwere zum Marathonlauf gekommen sind — darunter Läufer im Alter von über 60 Jahren!

Weitere Beispiele:

Der 75jährige Friedrich Tempel, Bankdirektor a. D., lief 1976 10 000 m in 42 Minuten. Mit 71 hatte er die Strecke noch unter 40 Minuten geschafft.

Als extreme Leistungen seien genannt: Der 79jährige Arthur Lambert, Wuppertal, lief die Marathonstrecke 1970 in 3:52 Stunden. Mit 85 Jahren lief er die 10 000 m immer noch unter 1 Stunde!

Der 95jährige Grieche Johannidis lief die Marathonstrecke von 42,2 km bei 26 Grad Wärme — in hügeligem Gelände — von Marathon nach Athen in 6 Stunden und 42 Minuten.

Man hat das Altern immer als etwas Unabänderliches hingestellt. Was auch in einem gewissen Sinne stimmt. Aber eine Abnützung der Organe, wie man sich das mechanisch vorstellte — oder Altern im Sinne des Verbrauchs eines bestimmten Stoffes — dies gibt es wohl nicht! Man glaubte gefunden zu haben, daß im Alter eine Verschlackung der Gewebe zunimmt. Aber es ist zweifelhaft, ob es überhaupt so etwas wie eine Verschlackung gibt. Das einzige, was man immer feststellen kann, auch schon bei der heutigen Jugend, ist Wasseransatz und eine auftretende Fettsucht. Aber das ist nicht schicksalsbedingt, sondern kann durch eine vernünftige Lebensweise und Diät vermieden beziehungsweise reduziert werden.

Charakteristisch für das Altern scheint zu sein, daß die Wirbelsäule nicht mehr so elastisch ist und der Brustkorb starrer wird, so daß das Lungenfassungsvermögen sich zwangsläufig verringert. Die Muskulatur nimmt im Alter an Umfang ab. Aber man muß die Einschränkung machen, daß dieser Muskelschwund nur auftritt, wenn die Muskulatur nicht dauernd geübt wird.

Das Gehirngewicht vermindert sich mit höherem Alter langsam, mit der Ausnahme, daß Geistesarbeiter und Langläufer ihr Gehirngewicht behalten, weil durch geistige Arbeit und gesteigerte Sauerstoffaufnahme das Gehirn seine Funktion voll behalten kann.

Auffallend ist auch, daß bei Alterläufern über 60 Jahre kein stärkeres Nachlassen der Funktion der Sexualdrüsen eintritt, wie dies bei Nichtläufern im allgemeinen üblich ist. Oft ist das Gegenteil der Fall.

Entgegen früheren Anschauungen haben die Altersläufer bewiesen, daß das Herz und die Blutgefäße bei dauernder Beanspruchung durch vermehrte Sauerstofförderung sich nicht regressiv verändern. Der Blutdruck bleibt wie im Jünglingsalter niedrig. Die Herzschlagzahl, statt 70 bis 80/min., kann selbst im Rentenalter noch auf 48/min. oder ähnliche Werte verringert werden. Und das Herzvolumen läßt sich steigern, was in verbesserten Laufleistungen komplex zum Ausdruck kommt.

Der Mensch hat also in der Dauerbewegung, sei es im schnellen Spaziergang über Stunden hinweg, im Dauerlauf mit mäßigem Tempo, im Radfahren, Dauerschwimmen, Skilaufen, Bergsteigen und stundenlangen Ballspielen die Möglichkeit, seine Zellen jung zu erhalten. Vornehmlich durch den Dauerlauf als der einfachsten und natürlichsten Sportart kann er gesund und leistungsfähig bleiben bis ins höchste Alter. Carl Diem, der Pionier des Sportgedankens, bezeichnete es als Ziel des Alterssportes, 20 Jahre jung zu bleiben. Wir wissen heute mit Sicherheit, daß man durch regelmäßiges, langsames und ausdauerndes Laufen als 80jähriger noch ein jugendliches Herz haben kann.

4. Warum gerade Frauen für Ausdauerleistungen prädestiniert sind

Seit der Zeit, da ich mich in Schrift, Wort und Praxis für die Methode des langsamen und langen Laufens einsetze, engagiere ich mich auch für den Frauenlanglauf. Es war ein langer Weg bis zu dem Ziel, daß auch Frauen wettkampfmäßig und auf höchster internationaler Ebene den Marathonlauf (42,2 km) bestreiten durften (Weltmeisterschaften in Helsinki 1983). Früher hatte man immer angenommen, daß Frauen für Ausdauerleistungen nicht oder zumindest weniger gut als Männer geeignet seien. Das Gegenteil ist aber der Fall. Warum? Ich zähle ein paar Gründe auf:
— die Frau hat ein geringeres Gewicht als der Mann
— Frauen, zumindest die sehr gut trainierten, haben ein günstigeres Verhältnis hinsichtlich Herzvolumen und Körpergewicht
— das Verhältnis zwischen Sauerstoffaufnahme und Körpergewicht stellt sich bei Frauen nicht anders als bei Männern dar
— die Frau hat mehr »aktives« Fett, das bei Bedarf in Kohlehydrate umgewandelt werden kann
— die Frau erholt sich schneller und regeneriert besser als der Mann
— die Lebenserwartung der Frau liegt um einige Jahre über der des Mannes, das heißt sie ist dem Mann biologisch überlegen
— durch das Knochengerüst ihres Beckens und den typisch weiblichen Gang ist die Frau besser für das Laufen langer Strecken geeignet als der Mann

—anlagemäßig sind die Voraussetzungen für Ausdauerleistungen günstiger als für Schnellkraftleistungen.

Wer hätte nach dem ersten Frauenmarathon in Waldniel — den damals, 1973, Christa Vahlensieck in einer Zeit von 2:59:25 Stunden gewann — vermutet, daß nur 10 Jahre später der Weltrekord im Frauenmarathon auf 2:22:40 Stunden (Joan Benoit, USA) stehen würde? Der Olympiasieger im Marathon der Männer 1936 in Berlin hätte nicht die Spur einer Siegchance gehabt! Selbst die schon 44 Jahre alte Joyce Smith aus Großbritannien, Mutter mehrerer Kinder, erreichte 1981 mit 2:29:57 Stunden fast die Zeit des Marathonsiegers bei der Olympiade 1936.

Das sind eindrucksvolle Belege für das Ausdauervermögen von Frauen! Je länger die Strecken sind, umso mehr kommen die Frauen an die Männerleistungen heran. Im Dauerschwimmen haben die Frauen die Männer längst überholt, wie die Rekorde für die Überquerung des Ärmelkanals zeigen.

Die Spitzenleistungen und Rekorde zeigen uns, wozu Frauen im Ausdauersport fähig sind. Aber in erster Linie geht es um die Gesundheit. Und die wichtigste Regel lautet: *Laufe langsam!* Täglich 10 km langsames Laufen ist die beste Gesundheitsvorsorge, die man treffen kann.

Zahlreiche Daten aus der sportmedizinischen Forschung und die eigenen Erfahrungen belegen, daß das langsame ausdauernde Laufen das Lebensgefühl hebt. Langsames Laufen ist ein Heilmittel für viele Krankheiten und kann selbst Unlustgefühle beseitigen. »Dauerhaftigkeit« ist, durch stetiges Training im Laufen erworben, mit gesundem Laufen gleichzusetzen. Der Lauf längerer Strecken, zeitlich genügend ausgedehnt, schenkt neue Lebenskräfte und Lustgefühle. Denn der langsame, lange Lauf ist eine »bekömmliche Strapaze«, die seelisch ausgleichend wirkt und Harmonie hervorbringt. So ist die Dauerlaufmethode, die ich seit 30 Jahren lehre, ein äußerst wirksames Mittel zur Gesunderhaltung und Gesundung der Menschen.

Ein statistischer Beweis einer möglichen Krebsvorbeugung durch Dauerlauf

In meiner Schrift »Die Dauerfunktion der biologischen Oxydation als Krebsprophylaxe« hatte ich 1973 die Vermutung ausgesprochen, daß unter den Mitgliedern der Interessengemeinschaft Älterer Langstreckenläufer, die 1961 gegründet wurde und um 1969 mit etwa 5 000 eingeschriebenen Mitgliedern in 27 Ländern verbreitet war, keine Erkrankung im Krebs bekannt geworden war.

Prof. Otto Warburg, dem die Arbeit gewidmet war, forderte den Beweis durch eine Statistik, die durch eine Fragebogenaktion an 1 000 älteren Langstreckenläufern in aller Welt nach dem Alphabet durchgeführt wurde, und es antworteten 454 der Gefragten im Laufe von 2 Jahren, also immerhin 45,4 Prozent.

Die Summenziehung der Fälle in den vorgelegten Fragebögen ergab unter anderem folgende Werte:

Das Durchschnittsalter der 454 Probanden (zwischen 40 und 89 Jahren) betrug 53,8 Jahre. Diese 454 Alterssportler waren früher Nicht-Sportler gewesen und hatten seit der Gründung der Interessengemeinschaft älterer Langstreckenläufer durch mich seit 1961 im Schnitt 3,24 Jahre ihrer letzten Lebensjahre speziell einem Lauftraining gewidmet, und zwar nach der Ausdauermethode des Verfassers.

Diese Menschen waren durch das Waldnieler Lauftraining vom Nicht-Sportler zum sehr guten Alterssportler geworden, zum Beispiel die 1 042 Teilnehmer, die am Schwarzwald-Marathonlauf am 11. Oktober 1970 in Bräunlingen (Donaueschingen) das Ziel erreichten (darunter 980 Männer und 62 Frauen).

Bei den Weltmeisterschaften der Altersläufer 1968 in Baarn, Holland, wurden 151 Teilnehmer von mir in vielen Stunden vor dem Lauf einer Untersuchung unterzogen. Es nahmen teil: 68 Deutsche (zwischen 40 bis 90 Jahren alt), 16 Engländer, 5 Franzosen, 12 Tschechoslowaken, 21 Holländer, 23 Schweden, 1 Österreicher, 1 Norweger, 2 Amerikaner, 1 Schweizer und 1 Belgier.

Bei der Fragebogenaktion 1969—71 des Verfassers wurde unter 454 eingereichten Fragebögen folgende Nationalitätenaufteilung festgestellt:

Tschechoslowakei 59, Schweden 23, England 10, Frankreich 17, Holland 8, Österreich 5, Schweiz 10, Belgien 2, Amerika 1, Luxemburg 1, Dänemark 1, Polen 1, Japan 2 und Deutschland 314.

Damit dürfte eine genügend große Streuung unter diesen Altersläufern gewährleistet gewesen sein, deren Durchschnitt man als repräsentativ für alle damaligen Mitglieder der Interessengemeinschaft Älterer Langstreckenläufer bezeichnen konnte.

Unter den Untersuchungsergebnissen dieser Menschen, die also vor dem 40. Lebensjahr Nicht-Sportler gewesen waren, sich nun aber seit Monaten und Jahren dem Langstreckentraining verschrieben hatten, fanden sich folgende Durchschnittserhebungen:

Im Training wurden pro Monat 171 km im spielerisch leichten Langstreckenlauf zurückgelegt.

Spitzenleistungen im Training waren: 1 000 km pro Monat von Sadanaga, Japan, Nägele, Deutschland, 850 km, Weba, Deutschland, 700 km.

Die Durchschnittsgröße der 454 Untersuchten betrug 1,72 Meter, das Durchschnittsgewicht war 68,4 Kilo.

Der Blutdruck betrug im Schnitt 132/82.

In 31 Fällen war bei ärztlichen Untersuchungen behauptet worden, daß die betreffenden Altersläufer herzkrank seien, und es wurden Sportverbote ausgesprochen, aber ausgerechnet alle 31 angeblich Herzkranken lagen mit ihren Leistungen über dem ermittelten Durchschnitt und hatten in 69 Prozent der Fälle einen inkompletten Rechtsschenkelblock, 7 darunter gelegentlich Rhythmusstörungen.

7 der untersuchten Altersläufer hatten einen Herzinfarkt durchgemacht und brachten nach 2—6 Jahren Training gute Leistungen. 74 der Untersuchten hatten an schweren Kreislaufstörungen gelitten bevor sie zum Lauftraining kamen, und bis auf zwei Ausnahmen waren alle endgültig durch Lauftraining in spielerischer Form von ihren Störungen geheilt worden.

Daß die Untersuchten keine Extraauslese an Menschenmaterial bedeuteten, sondern sie vor Beginn des Trainings wie jedermann durch Krankheiten heimgesucht wurden, ergibt folgende Zusammenstellung: Unter 454 Altersläufern aus 14 Ländern waren 23, die vor Beginn des Trainings an gefährlichem Bluthochdruck litten, wobei die Höchstwerte um 230/110 lagen. Auffallend war, daß alle 23 von ihren Ärzten den Sport verboten bekommen hatten und sie sich trotzdem einem Lauftraining widmeten und im Durchschnitt schon nach einem Jahr auf Werte wie 140/90 im Blutdruck kamen.

An chronischer Bronchitis litten 17, an Asthma 5, Lungenentzündung und Rippenfellentzündung hatten insgesamt 35 durchgemacht, Zwölffingerdarmgeschwüre und Gastritis waren bei 51 Altersläufern vor Beginn des Lauftrainings festgestellt worden, darunter waren 18 Magenoperationen. Gelbsucht und andere schwere Lebererkrankungen gab es in 81 Fällen. 3,8 Prozent der Untersuchten litten an einer Prostata-Hypertrophie, die nicht krebsartig entartet war. Blasen- und Nierenleiden wurden 49 mal registriert. 31 dieser Altersläufer waren nach ärztlichen Untersuchungen als herzkrank bezeichnet worden, und es wurde ein Sportverbot ausgesprochen. 7 hatten einen Herzinfarkt durchgemacht, und 75 hatten jahrelang an schweren Kreislaufstörungen gelitten, bevor sie als letzten Ausweg das Lauftraining wählten.

Das wichtigste Ergebnis der Fragebogenaktion war dies, daß nur 3 Fälle von einwandfreier Tumorbildung festgestellt wurden, und zwar:

1. ein Mediastinal-Tumor, der bei einem 42jährigen 1965 operiert wurde. Seit der Zeit hatte der Untersuchte eifrig weiter trainiert und im 47. Lebensjahr — also nach 5 Jahren — eine gute 5 000 m Zeit von 16:45 Minuten erzielt. Im Vergleich dazu sei gesagt, daß für die 46jährigen Sportabzeichenanwärter nur eine Leistung von 20 Minuten über 3 000 m gefordert wird.

Der 2. Fall einer Tumorbildung betraf einen 71jährigen Internisten, Chefarzt a. D. eines großen Krankenhauses, der 1968 an einem Hirnsarkom erkrankte. Diese Tatsache war histologisch gesichert. Er meldete sich brieflich aus der Interessengemeinschaft älterer Langstreckenläufer ab. Gleichzeitig mit Serien von Kobaltbestrahlung nahm er aber das Lauftraining wieder auf und bewältigte im Monat etwa 100 km. Als Bergsteiger schaffte er mehrere Dreitausender. In seinem 1970 ausgefüllten Fragebogen gab er an, wieder gesund zu sein. Metastasen hatte man bei ihm nicht entdecken können. Er schrieb 1972 an den Verfasser, daß er täglich 5 km trabe und danach 200 m schwimme.

Der 3. Fall von Tumorbildung betraf einen Mandelkrebs des Halses, welcher operativ angegangen wurde und einschließlich der Ohrspeicheldrüse entfernt werden konnte. Das war 13 Jahre vor der

Fragebogenaktion. Inzwischen war der Altersläufer 66 Jahre alt geworden und erreichte über 5 000 m in diesem Alter die hervorragende Zeit von 25 Minuten.

Diesen 3 Fällen von Krebs auf insgesamt 454 Altersläufer standen aus der Praxis des Verfassers 19 gesicherte und 10 höchstwahrscheinliche Carcinomfälle gegenüber, die in den Jahren 1964 bis 1970 unter männlichen Patienten zwischen 40 und 90 Jahren (wie die Altersläufer) alphabetisch ausgesucht wurden und niemals Sport getrieben hatten. Diese Patienten waren zum Teil starke Raucher und in 28 Prozent der Fälle übergewichtig. 17 dieser Fälle waren schon verstorben.

Die Gegenüberstellung der beiden Kollektive ergab also: 454 leistungsfähige Altersläufer mit 4 gesicherten Tumorfällen = 0,66 Prozent.

454 Männer einer Landpraxis zwischen 40 und 90 Jahre alt, untrainiert und Raucher beziehungsweise übergewichtig, ergaben 29 Tumorfälle = 6,4 Prozent — also mindestens neunmal soviel.

Die Interessengemeinschaft älterer Langstreckenläufer besteht seit 9 Jahren. In dieser ganzen Zeit wurde ein einziger Fall bekannt (58jährig), der trotz Lauftraining einen 2. Herzinfarkt erlitt und daran starb. Dies aber, weil er entgegen der Weisung mit der Stoppuhr auf dem Sportplatz Tempoläufe trainierte.

Es gab aber auch eklatante Einzelfälle mit besonderen Heilerfolgen. Berühmt wurde der Fall eines 38jährigen Holländers, der zwei Herzinfarkte durchgemacht hatte und dann zum Lauftraining nach Waldniel kam. Er sollte gerade zum Rentner erklärt werden. Innerhalb von 7 Monaten steigerte er sich vom langsamen Traben mit Gehpausen zum Marathonläufer in 3:44 Stunden. Ein gewiß nicht alltäglicher Fall.

Ein ähnlich hoffnungsloser Fall wurde in letzter Zeit bekannt. Ein junger Dozent erkrankte mit 38 Jahren an einer Sakoidose der Lungen, also einer Bindegewebsgeschwulst beziehungsweise Geschwülsten mit Beeinträchtigung der Herzfunktion. Er las von den Leistungen früherer kranker Menschen als Altersläufer, und in der Hoffnungslosigkeit seiner Lage fing er an, ein leichtes Trabtraining zu absolvieren. Nach 1 Jahr erreichte er über 10 km 60 Minuten. 5 Jahre später schaffte er im Marathonlauf die 3-Stundengrenze und neuerdings 5 000 m in 19 Minuten.

Ein westdeutscher Meister über 5 000 m in der Zeit von 15 Minuten erkrankte an einer Lungentuberkulose. Das Röntgenbild mit der Markstückgroßen Lungeninfiltration wird im Archiv des Verfassers aufbewahrt. Entgegen allen ärztlichen Regeln wurde ihm geraten, weiter zu trainieren, und er wurde schließlich bei den Olympischen Spielen 1952 in Helsinki Dritter im 5 000 Meterlauf mit 14:08,8 Minuten.

Ein ähnlicher Fall ereignete sich 1949. Ein jugendlicher 400 m Läufer wurde vom Gesundheitsamt seines Wohnortes als TBC-krank bezeichnet und sollte in eine Heilstätte. Er trainierte auf Anraten des Verfassers aber weiter und wurde 3 Monate später Deutscher Jugendmeister über 400 m (vor dem später so berühmten Läufer Haas, Nürnberg) und blieb gesund.

Der Verfasser selbst erkrankte durch Chloroformvergiftung in seinem Labor an einem akuten Leberschwund und wurde nach 7 Wochen als verloren aufgegeben. Er trainierte trotzdem heimlich, wenn die Nachtschwester verschwunden war, auf seinem Krankenzimmer und lief in leichtem Trab jede Nacht etwa 1/2 Stunde lang. 10 Tage nach Einlieferung in das Krankenhaus war er plötzlich, das heißt für die behandelnden Ärzte, gerettet, was dem leitenden Professor unerklärlich war. 3 Monate später wurde er bei den Waldlaufmeisterschaften des Kreises Kempen-Krefeld Zweiter in der Altersklasse mit 47 Jahren. Seit der Zeit hat der Verfasser keinen Leberkranken mehr liegen lassen, sondern mit ausgedehnten Spaziergängen und Fasten (1 000 Kalorien täglich) behandelt, und zwar mit besten und schnellsten Erfolgen.

Die geschilderten Fälle, die beliebig um Dutzende vermehrt werden könnten, ergaben eins mit Sicherheit, daß die Ausdauerbewegung mit mehrfacher Sauerstofförderung pro Zeiteinheit ungleich besser in der Behandlung interner Krankheiten eingesetzt werden kann, als Bettruhe und Schonung.

Krebsvorbeugung durch Ernährung

Der oberste Grundsatz einer Krebsvorbeugung durch Ernährung dürfte der sein, daß man den Krebs sozusagen aushungert, indem man dem Körper möglichst wenig Nahrungsstoffe anbietet, die als Depot gelagert werden müssen und unnötigen Ballast bedeuten würden. Der moderne Mensch ißt zuviel vergleichsweise gegenüber den sogenannten Hungerjahren nach dem 2. Weltkrieg, wo er Krankheiten des Magendarmkanals durch Ernährung kaum sich zuziehen konnte. Bestimmte Diäten zur Herabsetzung des Körpergewichtes werden leider immer erst dann heutzutage angewandt, wenn der Organismus stark geschädigt beziehungsweise hoffnungslos krank ist, und eine Diätprophylaxe wird erst dann getrieben, wenn Kreislaufstörungen oder ein großes Übergewicht warnen. Das sogenannte normale Körpergewicht ist mit ein Grund dafür, daß die meisten Menschen irregeführt wurden und werden. Dieses sogenannte Normalgewicht, welches an vielen Durchschnittsergebnissen vor etwa 60 Jahren aufgestellt wurde, liegt um 8 bis 10 Kilo zu hoch. Bei außerordentlich leistungsfähigen Langstreckenläufern wurden Gewichte registriert, die bis zu 25 Kilo unter dem sogenannten Normalgewicht lagen, wie zum Beispiel bei dem Europarekordmann über 5 000 m Harald Norpoth, Telgte, der bei einer Größe von 1,84 m als Renngewicht 57 Kilo aufwies. In seinem Buch »Diagnostik der Kreislauf-Frühschäden« von Reindell 1949 ist ein eigenes Kapitel über Kreislaufregulationen des chronisch hungernden Organismus eingeführt, dessen Daten nach dem 2. Weltkrieg an der sogenannten hungernden Durchschnitsbevölkerung erhoben waren. Diese Menschen hatten nach dem 2. Weltkrieg in vielen Fällen 5 bis 8 Kilo Untergewicht, waren aber ebenso kreislaufgesund wie trainierte Sportler, charakterisiert durch niedrigen Blutdruck, großes Herzminutenvolumen, günstiges Verhältnis zwischen Herzvolumen und Körpergewicht, niedrige Pulsschlagzahl und eben niedriges Körpergewicht, weil jede Mast durch Kohlenhydrate, Fett und auch Eiweiß fehlte. Die Bevölkerung war damals durchschnittlich um viele Prozent gesünder als heute im Wohlstandsdeutschland und Europa.

In Fragen der Diät, vor allen Dingen auch einer prophylaktischen Krebsdiät, herrschen heute noch solche Unsicherheiten, daß es verfehlt wäre, genaue Diätpläne und so weiter aufzustellen, sondern man muß sich damit begnügen, bestimmte biochemische Befunde mit einer Diät in Einklang zu bringen, die das Ziel hat, das Körpergewicht stark herabzusetzen, den Organismus zu entwässern, wichtigste Stoffe in geringsten Mengen eben als Minimum dem Organismus zuzuführen, und damit ein optimales Funktionieren der Organe und des Zellstoffwechsels sicherzustellen. Jede Behandlung und Prophylaxe von Geschwulsterkrankungen muß bestimmte Grundsätze der Ernährung berücksichtigen, beziehungsweise eine als optimal zusammengesetzte Kost zu begründen versuchen. Wenn die Forschung in der Ernährung auch heute in vollem Fluß ist, so wissen wir doch einiges darüber, unter welchen Umständen eine Nahrung die lebenswichtigen Fermente schädigt oder für den Fermenthaushalt optimale Bedingungen schafft. Von der Funktion aller Fermente in optimalem Verhältnis hängt das Leben und Funktionieren des Organismus ab. Wenn wir hier der Arbeit von Prof. Zabel: »Die interne Krebstherapie und die Ernährung des Krebskranken« (Bircher-Benner-Verlag) folgen, so deshalb, weil in diesem Buche Warburgs Einsicht, daß die normale Zelle ihre Energie durch Verbrennung, die Krebszelle aber durch Gärung gewinnt, als Grundlage einer Ernährung und Ernährungsprophylaxe bei der Geschwulsterkrankung vorausgestellt wird. Prof. Zabel weist mit Recht daraufhin, daß in der Darstellung der Mutationstheorie von K. H. Bauer die Tatsache zu wenig herausgestellt wird, daß alle krebserzeugenden Einwirkungen und Stoffe die Sauerstoffnot der Zelle in irgendeiner Weise verstärken, und die Mutationstheorie deshalb nicht befriedigen kann, weil sie das ganze Umwandlungsgeschehen einer normalen Zelle in eine Krebszelle in die Vorgänge des Zellkerns verlegt, während die Mitochondrien im Cytoplasma als die Kraftwerke der Energieproduktion außer Betracht gelassen werden. H. Jung hatte 1926/27 die Vermutung ausgesprochen, daß die Schädigung der Zellatmung als Ursache der Geschwulstentstehung anzusehen sei. Nach Warburg wurde wahrscheinlich gemacht, daß alle chemischen Veränderungen, die zur Blockierung der Atmung führen, die vergessene Fähigkeit zur Gärung notgedrungen wachrufen müssen, so daß jede Zelle, wenn man ihre Atmung langfristig und zunehmend blockiert, nur noch den Ausweg hat, entweder zugrunde zu gehen, oder sich auf eine ursprüngliche Art der Energiegewinnung, nämlich die Gärung, zu besinnen.

Die Atmungsbehinderung bedeutet eine schwere Entgleisung des gesamten Stoffwechsels. Zabel weist darauf hin, daß bei Patienten, an denen die Diagnose Carcinom gestellt wurde, eine deutliche Herabsetzung des Harnstoffwertes zu finden war, was durch die Praxisanalysen des Verfassers voll bestätigt werden kann. Die Herabsetzung des 24-Stunden-Harnstoffwertes scheint ein feiner Indikator der Schädigung des gesamten Stoffwechsels zu sein, besonders bei Ernährungsschäden der heutigen Zeit und letzten Endes auch bei Herz- und Kreislauferkrankungen und vor allen Dingen Leberschäden. Diese Schädigungen können auf ein Mindestmaß herabgedrückt werden beziehungsweise wohl ganz vermieden werden durch eine optimale Ernährung im Sinne einer gewissen Hungerdiät und durch optimale Sauerstoffversorgung des Organismus durch einen täglichen Langstreckenlauf im steady state. Die Praxis der Diätbehandlung beim Carcinom oder als Prophylaxe kann von der Tatsache ausgehen, daß die Kost des Krebskranken und des Höchstleistungssportlers sich der des Diabetikers angleichen sollte. Der vollständige Entzug der Kohlenhydrate ist zwar nicht optimal, aber da neben der Diät die optimale Sauerstoffzufuhr durch Betätigung der Ausdauerfunktionen gewährleistet ist, und die Fette im Feuer der Kohlenhydrate verbrennen, ist bei einer Diät, die mehr Kohlenhydrate enthält als beim Diabetiker, die aktive Verbrennung durch Zufuhr von Sauerstoff gewährleistet. Dadurch wird der Fermenthaushalt geregelt und der Substratwasserstoff über die Atmungskette schneller geleitet.

Bei der Eiweißfrage beim Carcinom wird von vielen Diätetikern jedes tierische Muskel- und Organeiweiß wenigstens in der ersten Behandlungszeit ausgeschaltet. Den Vorrang dürfte aber nicht die Ausschaltung des Organeiweißes haben, sondern die Ausschaltung von Fett und Kohlenhydraten und die minimale Zufuhr von Eiweiß zur Aufrechterhaltung der Reaktionen und ihr Zusammenspiel von etwa 40 000 Fermenten. Dazu bedarf es nur der Zufuhr von 3 hartgekochten Eiern pro Tag und einer Flüssigkeitszufuhr in Form von Milch oder Fruchtsäften. Die Fruchtsäfte werden nicht wegen ihres Kohlenhydrat- und Zuckergehaltes empfohlen, sondern wegen ihres Kaliumgehaltes. Bei dieser Diät, die eine absolute Hungerdiät bedeutet, und bei der in Selbstversuchen mit Leichtigkeit Gewichtsabnahmen von 10 Kilo in 3 Wochen bei Beibehaltung der Berufsarbeit und sportlichem Training erzielt werden, wird das Verhältnis von Herzvolumen und Körpergewicht in eine immer günstigere Relation gesetzt und auch eine geistige — Aktivität erzielt, wie sie bei Kohlen-hydrat- und Fettkost nicht zu erlangen ist. Das objektive Maß für die Steigerung der biologischen Aktivität ist die verbesserte Laufzeit zum Beispiel eines Testlaufes über 5 000 m vor und nach der Diätbe-handlung in dieser Form. Der Verfasser erreichte mit einem Körper-gewicht von 78 Kilo (Normalgewicht bei 1,78 Größe) eine 5 000-m-Zeit im Alter von 58 Jahren von etwa 27 Minuten. Nach der Eierdiät mit Fruchtsaft wurde in 3 Wochen das Gewicht auf 68 Kilo herabge-setzt, und die Laufzeit verbesserte sich bei stärkster beruflicher An-spannung (20-Stundentag) trotzdem auf 23 Minuten für 5 000 m. Nach weiterem viermonatlichen Training und insgesamt 15 Kilo Ge-wichtsverlust wurde eine Laufzeit von 21 Minuten erreicht. In der ganzen Zeit wurden sehr wenig Kohlenhydrate und Fett genommen, und zwar etwa 45 Gramm Pflanzenfette und 20 Gramm Butterfett. Die Kohlenhydratzulagen an manchen Tagen betrugen 450 Gramm Brot. Nach Erreichen der ersten Gewichtsabnahmegrenze von 10 Ki-lo wurden wieder normale Ernährungstage eingelegt mit abwech-selnd oben geschilderten Eiweißdiättagen.

Als Eiweißdiät kann auch eine Ernährung durch Quarkkäse diä-tetisch empfohlen werden, da die Erfolge einer Lebertherapie durch Diät mit diesem Milchprodukt eindeutig zu sein scheinen und nach Zabel folgende Vorteile des Quarks aufgezählt werden:
1. Quarkkäse beeinflußt das Säure-pH im Magen günstig.
2. Das Eiweiß des Quarkes ist ein vorverdautes Eiweiß.
3. Die im Quark enthaltene große Menge der Milchsäure unter-drückt die Eiweißfäulnis im Darm und entlastet damit die Entgif-tungsaktion der Leber.

Es ist keine Frage, daß das Milcheiweiß ein hochwertiges Eiweiß ist. Der reinen Quarkdiät muß Buttermilch als Getränk zugesetzt werden, da diese wertvolle Bestandteile enthält, die dem Quarkkäse fehlen. So wurde von Kalk darauf hingewiesen, daß die Orotsäure im Quarkkäse fehlt, die ein Baustein vermutlich des Vitamins B-13 und ein antianämischer und wachstumsregulierender Faktor ist.

An alle Krebs-gestreßten Menschen

Der schlimmste Streß der Gegenwart ist die Krebsvorsorgeuntersuchung und die Diagnose »Krebs«, bei dem man 469 einzelne Arten unterscheidet, aber nur 3 mit einiger Sicherheit in der ärztlichen Praxis erkannt werden können. Ich schätze die Fehldiagnosen auf 30 Prozent.

Die Diagnose »Krebs« ist in vielen Fällen kein Anlaß zur Beunruhigung, da zum Beispiel beim Brustkrebs, wenn er entdeckt wird und etwa »erbsengroß« ist, er wahrscheinlich schon 10 Jahre alt ist, da die Krebszelle der Brust sich etwa in nur 150 Tagen einmal teilt. Man sollte also in den meisten Fällen beim »Krebs« mal abwarten.

Ich bin 47 Jahre privat in der Krebsforschung tätig und habe in dieser Zeit 3 mal einen Krebs von selbst, ohne Behandlung, heilen gesehen, wogegen Prof. Bauer in seinen Büchern behauptet, es gäbe in der ganzen Welt nur 156 Fälle dieser Art.

Hatten wir 1955 90 000 Krebstote, so sind es 1981 etwa 230 000 gewesen, und rund 600 000 sind angeblich an Krebs erkrankt.

Gott sei Dank werden viele Krebserkrankungen überhaupt nicht erkannt, so daß der Arzt gar nicht eingreifen kann und der betreffende Mensch dann oft im hohen Alter an sogenannter Altersschwäche ruhig stirbt.

Seit die Wissenschaft sich der höchstgiftigen Cytostatika (angeblich krebshemmende Stoffe, die natürlich die gesunden Zellen mitschädigen) bedient, ist die Krebskrankheit die gefährlichste Seuche der modernen Zeit geworden und niemand ist sicher, daß er nicht von ihr erfaßt wird, wenn man die Suche nach »Krebs« und seinen hunderten Geschwülsten nicht eindämmt.

In meiner Praxis habe ich seit 10 Jahren durch eine einfache Methode prozentual so viele Menschen vor dem Untergang durch Krebs bewahren können, daß ich es mit meinem Gewissen nicht verantworten kann zu schweigen, auch wenn ich mir den Zorn der meisten Krebsforscher heute dadurch zuziehen könnte, die zum Teil nach dem Grundsatz verfahren, »daß nicht sein kann, was nicht sein darf«. Sie halten eine Verhütung und Heilung des Krebses mit anderen Methoden als den ihren für unmöglich.

Frau Dr. Scheel hat gesagt, sie würde jeden Strohhalm ergreifen und jeden Fingerzeig verfolgen, der helfen könnte, den Krebs zu bekämpfen, ganz gleich, woher diese Anregung komme. Worte aber gelten hier nichts; denn wir wollen in der Krebshilfe mehr erfolgreiche Taten sehen und die kann man mit »Geld sammeln« allein nicht vollbringen.

Meine Krebsverhütung und -heilung ist allein auf wissenschaftlichen Erkenntnissen aufgebaut und deshalb bringe ich sie in folgende Grundsätze:

1. Bei Krebs und Krebsverdacht nie sofort operieren (mit einigen Ausnahmen, da nur Notoperationen gestattet sind), sondern abwarten, wie zum Beispiel beim Brustkrebs bis zu 150 Tagen.

2. Keine eingreifende Diagnostik vornehmen, wie zum Beispiel die Biopsie und Probeexcision, denn dann könnten latente Krebszellen, von denen der Mensch etwa 16 Prozent seiner 60 Millionen Zellen hat, populär ausgesprochen »wild« werden, oder wie der Kollege Prof. Hackethal es ausdrückt, aus einem »Haustierkrebs« ein »Raubtierkrebs« werden. Diese Tatsache habe ich in 47 Jahren hunderte Male beobachten können.

3. Man sollte, wenn man Excisions- und Biopsie-Präparate verschickt, immer 3 pathologische Institute damit konfrontieren und die Ergebnisse miteinander vergleichen.

Die beste Verhütung und Behandlung des Krebses ist zweifellos eine gesunde Lebensweise, die wir zum Beispiel aus dem Training der Langstrecken-Spitzenläufer und Berufs-Radrennfahrer kennen. Diese sieht für alle Menschen mit ganz einfachen Mitteln wie folgt aus:

1. Jeden Morgen, das ganze Leben lang, mit einem heißen Bad (bis 42° C) beginnen, und 10-60 Minuten lang, sogenanntes Schlenzbad. Dabei wird der ganze Körper optimal durchblutet, der Puls steigt auf 110 pro/Minute, der Stoff-

wechsel wird um 75—90 Prozent gesteigert, beginnende Unpäßlichkeiten werden im Keime schon bekämpft, die Abwehrkräfte des Körpers werden gesteigert. Duschen und Sauna haben nicht dieselbe Wirkung und die letztere kostet zuviel Zeit. Kaltes Abbrausen ist zu unterlassen, um nicht die geöffneten Blutgefäße in ihrem optimalen Blutdurchfluß schockartig zu stören.

2. Nach dem Bad und Abfrottieren läuft man im Zimmer eine Viertelstunde auf der Stelle (Waldnieler Heiltraining). Dieses kann in einigen Fällen bis zu 3 Stunden ausgedehnt werden.

Bei einem Lauf über eine Viertelstunde auf der Stelle im Zimmer bekommt der Mensch statt 15 Liter Sauerstoff pro Stunde 90 Liter Sauerstoff — und dieser ist allein der »Lebensstoff« des Menschen. Gut trainierte Menschen atmen, um diese 90 Liter Sauerstoff pro Stunde zu bekommen, nur 360 Liter Luft; Untrainierte müssen bis zu 600 Liter Luft aufnehmen, die ihr Kreislauf nicht bewältigen kann. Bad und Laufen auf der Stelle sind die einfachsten Maßnahmen zu hoher Gesundheit und Leistungsfähigkeit, und wir haben in meiner Praxis Beobachtungen gemacht, daß Krebsgeschwülste bei heißen Bädern sich nach und nach verkleinern, da die gesunden Zellen diese enormen Temperaturen aushalten, aber die minderwertigen Krebszellen dabei häufig zu Grunde gehen.
Gymnastik, Yoga, Bestrahlungen und Massagen können diese einfachen Maßnahmen nur notdürftig ersetzen, ja, sie sind für manche Menschen zuviel und zu gefährlich, zum Beispiel für Rekonvaleszenten nach Herzinfarkt. Der Anfänger beginnt natürlich mit 50—100 Schritten Laufen-auf-der-Stelle. Fortgeschrittene und Spitzenkönner können nach dem Bad auch im Freien einige Kilometer langsam laufen mit einer Pulszahl von 100—130 pro Minute. Menschen, die nur gehen können, legen in einer Stunde 5 Kilometer auf Straßen oder Parkwegen zurück, können aber täglich auch bis zu 20 Kilometer marschieren. Radfahren hat denselben Effekt, aber man ist dann witterungsabhängig und sollte mindestens täglich 20 Kilometer in einer Stunde fahren.

3. Das Frühstück macht sich jeder selbst (also nicht nach sogenannten Diätvorschriften), aber die Kalorienzahl sollte 400 nicht überschreiten.

Was der Mensch ißt, ist nicht so wichtig, sondern es ist wichtig, daß er wenig ißt und nur das, was er gewohnt ist — und zwar hochwertige Kost. Im Sport und im Gesundheitstraining gilt nicht der Spruch: »Essen macht den Meister«, sondern: »Der Meister macht sich sein Essen«.

4. Während des Frühstücks oder bei den Mahlzeiten im Laufe des Tages nimmt der Gesunde, aber besonders der Kranke und Rekonvaleszent folgende Vitamine und Mineralien beziehungsweise Medikamente ein:

a) Vitamin A zum Beispiel in der Butter und bestimmten Ölsorten oder Karottensaft;

b) die 15 Vitamine der B-Gruppe, beispielsweise in der Hefe als 10 Gramm Hefe mit trockenem Brot gekaut. Die wichtigsten Vitamine der B-Gruppe sind das B_1, B_2 und B_{12}. Letzteres bekommen wir zuwenig in der Nahrung und muß deshalb gelegentlich in hohen Dosen wenigstens bei Krebskranken, intramuskulär injiziert werden. Das Vitamin B_1 kann man täglich zu 100 mg in Tabletten einnehmen;

c) das Vitamin C wirkt in hohen Dosen krebsheilend, wie mir der 2fache Nobel-Preisträger Linus Pauling (Amerika) in einem Brief mitteilte, und zwar in hohen Dosen von über 1 000 mg. Wir geben Cecabion-Brausetabletten in Mineralwasser und schütten dann natürliches Vitamin C dazu in Form von Fruchtsäften;

d) Vitamin D bekommen wir im Lebertran und durch Bestrahlung der Haut durch Sonnenlicht oder Ultraviolett-Lampen, weil dadurch in der Haut Ergosterin in Vitamin D umgewandelt wird. Es verhütet Rachitis und ist für das gesunde Knochenwachstum notwendig;

e) Vitamin E geben wir in hohen Dosen als Evion-Kapseln 100 mg pro Tag. Es befindet sich hauptsächlich im Weizenkeimöl, ist ein Fruchtbarkeitsvitamin und stärkt das Muskelwachstum;

f) Vitamin K ist ein Konzentrat aus grünen Gemüsen, Spinat, Tomaten und Leber;

g) zu der B-Gruppe als Vitamin B_5 gehört noch das Nikotinsäureamid, das ein wichtiger Bestandteil von Fermenten ist, die bei der Atmung der Zelle beteiligt sind. Warburg (Nobelpreisträger 1931, mein Lehrer) entdeckte 1934 bei der Erforschung der wasserstoffübertragenden Fermente das Nikotinsäureamid als Bestandteil der wichtigen Co-Enzyme NAD und NADP, die den Wasserstoff im Organismus aufnehmen und in der Atmung zum Sauerstoff bringen. Eine besondere Beziehung besteht zwischen dem Nikotinsäureamid und dem Eiweißstoffwechsel.

Das Vitamin B_3 ist identisch mit der Pantothen-Säure und findet sich besonders in Hefe und Leber.

Das Vitamin B_4 ist identisch mit dem Cholin und findet sich im Eigelb und im Gehirnextrakt. Bei Zufuhr von genügend Cholin wird die Fettablagerung im Körper auch bei fettreicher Nahrung vermindert und so der Arterienverkalkung vorgebeugt.

Vitamin B_6 wird als Pyridoxin bezeichnet. Es findet sich hauptsächlich in Getreidekeimlingen und getrockneter Hefe. Bei körperlicher Beanspruchung ist der Bedarf an Vitamin B_6 stark erhöht. Vitamin B_6 bedingt eine optimale Funktion der Nebennierenrindenhormone und es ist am Herzmuskelstoffwechsel beteiligt.

Vitamin B_7 wurde als Vitamin H bezeichnet und ist wahrscheinlich mit dem Biotin identisch. Es findet sich besonders im Eigelb und ist wirksamer Bestandteil aller lebenden Zellen. Rohe Eier enthalten aber ein Gift, das sogenannte Avidin, das durch Erhitzen zerstört wird, aber bei rohem Eiergenuß das Biotin zerstört. Durch Weichkochen der Eier wird das Avidin unwirksam gemacht.

Vitamin B_8 ist die Adenosin-Monophosphorsäure, die als cyclisches AMP fast alle Hormone reguliert, beim gesunden Menschen als 1 mg% vorhanden ist, bei trainierten Menschen bis zu 2,66 mg%, bei krebskranken Menschen nur 0,206 mg%, wie ich schon vor Jahrzehnten fand und was von dem Biochemiker Pujol-Amat (Barcelona) bestätigt wurde. Ich komme unten darauf noch zurück.

Beim Menschen ist der Folsäuremangel (Vitamin B_{11}) durch eine bestimmte Blutarmut gekennzeichnet. Die Krankheit entsteht durch mangelhafte Ernährung mit hochwertigem Eiweiß — also zuwenig Fleisch. Im Molekül der Folsäure ist der Grundbaustein ein Farbstoff, der in der Natur weit verbreitet ist (zum Beispiel in Schmetterlingsflügeln) und deshalb Pteridin genannt wird. Als 2. Bestandteil im Folsäuremolekül ist die wichtige Para-Aminobenzoesäure enthalten. Sie findet sich als Vitamin in grünen Blättern.

Das Vitamin B_{12} ist das mit Cyano-Cobalamin. Es ist ein Heilmittel der gefährlichen Blutarmut, es wirkt leberschützend und der allgemeine körperliche Zustand wird durch das Vitamin B_{12} äußerst günstig beeinflußt. Der Vitamin B_{12}-Bedarf wird aus tierischem Eiweiß der Nahrung gedeckt und es kann lange Zeit auf 100° C erhitzt werden, ohne daß eine Zersetzung stattfindet. Vitamin B_{12} wird wahrscheinlich im Magen durch Mikroorganismen aufgebaut. Der Fettstoffwechsel ist beim Fehlen von B_{12} gestört. Hohe Gaben von B_{12}, wie 1 000 Gamma täglich, wirken auch bei schweren Nervenentzündungen günstig.

In der Praxis des Verfassers hat sich die Kombination von Vitamin B_{12} als 1 000 Gamma Cytobion, gemischt mit Volon A 40 und 3 ml Elmedal (Tübinger Bombe) in die Muskeln eingespritzt, als ein hervorragendes Mittel bei allen Erkrankungen des Rheumatischen Formenkreises bewährt sowie bei weiteren etwa 20 Krankheiten wie zum Beispiel Multiple Sklerose. Eigentlich kann jede Entzündung durch eine derartige Injektion geheilt werden. Auch Migräne kann durch größere Dosen Vitamin B_{12}, mehrmals intravenös gegeben, oft zum Verschwinden gebracht werden. Ein wichtiger Befund für eine gewisse Krebsvorbeugung und Heilung durch das Vitamin B_{12} ist die Beobachtung von J. Gelga und anderen (Press-Medizine 1961, Seite 1 560), daß eine Hemmung der Zellatmung in Folge Cyan-Vergiftung durch Zufuhr einer entsprechenden Menge Vitamin B_{12} aufgehoben werden kann. Kaninchen vertragen im Tierversuch nach sonst tödlichen Cyanvergiftungen diese ohne nachweisbaren Schaden, wenn man als Heilmittel das Vitamin B_{12} anwendet. In der Nahrung ist Leber und Fisch besonders wirksam durch das Vitamin B_{12}, aber auch Milch und Eier enthalten größere Mengen Vitamin B_{12}.

Das Vitamin B_{13} ist die Orotsäure (Orotat). Sie ist wahrscheinlich an der Milchbildung beteiligt und bildet vermutlich den Baustein eines wachstumsregulierenden Faktors pflanzlicher Herkunft, der als Vitamin B_{13} bezeichnet wird und ebenfalls einen Faktor gegen Blutarmut darstellt. Orotsäure hat eine besondere Wertung in der Leberschutztherapie und findet sich in größerer Menge in Buttermilch.

Zum Vitamin-B-Komplex zählt man noch den Mesoinositzucker, der auch Bios I genannt wird. Er kann ausreichend aus Traubenzucker gebildet werden. Man bezeichnet ihn auch als Vitamin B_{14}.

Als Vitamin B_{15} wird das Pangametin bezeichnet, welches im Stoffwechsel eine Verbesserung der Sauerstoffausnutzung in den Geweben bewirkt, besonders im Herzmuskel. Pangametin wirkt ebenfalls lebensverlängernd bei Blausäurevergiftung (Cyankali).

B_{16} ist die Liponsäure, die sich in Hefe und besonders in der Lebersubstanz findet. Sie hat ebenfalls die Eigenschaft, Zellteilungen wie beim Krebs zu hemmen.

Wenn man diese Tatsachen der B-Vitamin-Gruppen zur Kenntnis nimmt, dann ist es nicht zu verstehen, daß die Wissenschaft diese Dinge nicht ausnutzt und dafür giftige Cytostatika produziert.

Einen glänzenden Erfolg in der Krebsbehandlung zeigte der Verfasser in seiner Praxis durch die wöchentliche Verabreichung von Dexa-Attritin. Es enthält:

	Dexamethason	4 mg
	Penylbutazon	450 mg
	Metamizol-Natrium	450 mg
	Lidocainhydrochlorid	60 mg
	Benzylalkohol	30 mg
	Hydroxocobalamin B_{12}	1 500 Gamma
	Cyanocobalamin B_{12}	1 500 Gamma
und nochmals	Benzylalkohol	10 mg

90

Die Wirksamkeit wurde 1970 in meiner Praxis gegen Krebs bewiesen und ist in meinem Buch »Ist das Krebsproblem nicht schon längst gelöst?« im Fall Nr. 6 geschildert. Die Patientin hatte die ganze rechte Lunge voll Krebsmetastasen und war von einer Krebsspezialklinik aufgegeben worden. Sie kam in einem Kachektischen Zustand nach Waldniel in Behandlung. Innerhalb von 70 Wochen wurde sie vollständig geheilt, wie die Lungendurchleuchtungsberichte eines Lungenfacharztes aus Mönchengladbach von Monat zu Monat bewiesen. Sie hatte nach einem Jahr ein blühendes Aussehen, fühlte sich vollkommen gesund, die Blutsenkung war normal, ebenso das Blutbild; sie hatte insgesamt 70 mal nur Dexa-Attritin 3 000 bekommen.

Es ist nicht zu glauben, daß die Wissenschaft Cytostatika anwendet und die Vitamine der B-Gruppe und Dexa-Methason nicht in die Krebsvorbeugung und Therapie eingebaut hat.

Das Dexa-Methason in der Dexa-Attritin-Ampulle hat abbauende Wirkung von Krebszellen, wie fast alle Glucocorticoide auch immunsuppressive Effekte (siehe »Physiologische Chemie« von Harper, Löffler, Petrides und Weiss, Seite 636). Weiter schreibt Albert Lehninger in seinem großen Chemiebuch Seite 818, daß das Dexa-Methason reguliert wird durch das cyclische AMP und dieses als Dibutyryl cyclisches AMP das Wachstum mancher Tumorzellen hemmt. Wie der Verfasser gefunden hat, haben gesunde Menschen 1 mg% cyclisches AMP, Weltspitzenkönner im Langstreckenlauf 2,66 mg% und Krebskranke kurz vor dem Tode 0,206 mg%. Diese Entdeckung wurde von einem spanischen Forscher bestätigt. Das c.AMP reguliert fast sämtliche Hormone und in Krebszellen und Psoriasiszellen ist es in der Konzentration sehr gering. Das Dexa-Methason wirkt gegen Streß und ist für seine euphorisierende und appetitsteigernde Wirkung bekannt.

Das Vitamin B wird dem Krebskranken in meiner Praxis als BVK-Roche forte täglich 4 Stück verabreicht, welches alle B-Vitamine enthält. Außerdem wird Vitamin B_1 als 50 mg-Tablette 2 mal am Tag genommen, also in hoher Dosis.

Die Orotsäure wird als Zinkorotat täglich 2 Stück verordnet.

Diese Behandlung hatte bei 11 Patienten einen vollen Erfolg zur Gesundung. Die Patienten werden weiterhin über Jahre beobachtet und untersucht.

Trainingsplan zum Lauftraining des Anfängers über 12 Wochen

1. Woche
2 Trainingstage (Montag, Dienstag):
> 50 m Traben, etwas schneller als Fußgängertempo, danach 50 m Gehen als Erholung, dieses zehnmal wiederholt.

2 Trainingstage (Mittwoch, Donnerstag):
> 100 m Traben, 100 m Gehen, fünfmal wiederholt.

3 Trainingstage (Freitag, Samstag, Sonntag):
> 100 m Traben, 100 m Gehen, zehnmal wiederholt.

2. Woche
2 Trainingstage (Montag, Dienstag):
> 800 m Trabversuch ohne auszusetzen, zehnmal 100 m Traben, dazwischen 100 m Gehpause als Erholung.

2 Trainingstage (Mittwoch, Donnerstag):
> 1 000 m Traben als sogenanntes Aufwärmen, 5 Minuten Gehpause, anschließend zehnmal 100 m Traben mit 100 m Gehpause. Reichen die Gehpausen nicht zur vollständigen Erholung aus, so wird 200 m gegangen. Der Puls sollte nach diesen Belastungen nicht höher als 130 bis allerhöchstens 150 kommen. Es darf keine Atemnot auftreten. Immer muß bei der Belastung der Grundsatz gewahrt bleiben, daß man sich in einer Gruppe von mehreren Läufen dauernd unterhalten könnte.

3 Trainingstage (Freitag, Samstag, Sonntag):
> 1 000 m Aufwärmtraben in etwa 7 Minuten, fünfmal 150 m Traben, dazwischen 50 m Gehpause.

3. Woche
2 Trainingstage (Montag, Dienstag):
> 1 000 m Aufwärmtraben, 400 m Gehpause, fünfmal 150 m Traben mit 50 m Gehpause.

2 Trainingstage (Mittwoch, Donnerstag):
> 1 200 m Eintraben, fünfmal 200 m Traben, dazwischen jeweils 200 m Gehpause.

3 Trainingstage (Freitag, Samstag, Sonntag):
> 1 200 m Eintraben in 10 Minuten, 3 Minuten Gehpause, fünfmal 200 m Traben mit jeweils 200 m Gehpause.

4. Woche

2 Trainingstage (Montag, Dienstag):
> 1 000 m Aufwärmtraben, 3 Min. Gehpause, fünfmal 300 m Traben mit jeweils nur 100 m Gehpause, 300 m Austraben.

2 Trainingstage (Mittwoch, Donnerstag):
> 1 200 m Aufwärmtraben in 10 Minuten, zehnmal 200 m Traben mit 200 m Gehpause. 1 000 m Austraben in etwa 6 Minuten. Insgesamt werden also nach 4 Wochen schon über 6 km im Traben und Gehen zurückgelegt. Es kommt nicht auf die Schnelligkeit an, sondern auf die Kilometrer, die trabend und damit schonend zurückgelegt werden.

3 Trainingstage (Freitag, Samstag, Sonntag):
> 1 000 m Aufwärmtraben, 3 Minuten Gehpause, fünfmal 400 m Traben mit jeweils 100 m Gehpause, 1 000 m Austraben.

5. Woche

Nun wird auch eine Stoppuhr zu Hilfe genommen, um das Tempo zu kontrollieren. Die Uhr soll nicht benutzt werden, um Rekordzeiten zu laufen, sondern sie soll vielmehr in diesem Anfangsstadium des Trainings als eine Bremse wirken, weil die meisten Anfänger zu schnell laufen. Sie sollen sich jetzt an die vorgeschriebenen Zeiten halten, und dabei soll das Tempo noch so niedrig sein, daß man noch immer Atemreserven hat und nicht außer Atem kommt. Man kann sich auch bei diesem vorgeschriebenen Lauftempo während des Laufens noch mit Laufpartnern unterhalten.

2 Trainingstage (Montag, Dienstag):

      1 000 m Aufwärmtraben, 3 Minuten Gehpause, fünf-
mal 400 m in 2 1/2 bis 3 Minuten Laufen mit jeweils
100 m Gehpause. 1 500 m Austraben in etwa 10 Minuten (Kilometersumme 4 500, aber die Belastung ist
durch das Zeitlaufen gestiegen.)

2 Trainingstage (Mittwoch, Donnerstag):

      1 500 m Aufwärmtraben, 3 Minuten Gehpause, zehn-
mal 350 m Traben mit 50 m Gehpause, 1 500 m Austraben. (Die Zeit für die 350-m-Belastung sollte 2 1/2 Minuten nicht unterschreiten.)

3 Trainingstage (Freitag, Samstag, Sonntag):

      1 500 m Eintraben, 3 Minuten Gehpause, zehnmal 350 m
in etwa 2:20 Minuten mit jeweils 50 m Gehpause,
2 000 m Austraben in etwa 15 Minuten (Insgesamt 7,5
km).

6. Woche

2 Trainingstage (Montag, Dienstag):

      1 500 m Eintraben, 3 Minuten Gehpause, zehnmal 350 m
Traben mit 50 m Gehpause, 5 Minuten Erholungsge-
hen, dann wieder leichtes Eintraben, bis man warm ist,
und anschließend versucht man, 2 000 m = 5 Runden
auf der 400-m-Bahn durchzulaufen und stellt dabei die
Zeit fest. Man laufe die ersten 3 Runden in gewohntem
Tempo und versuche, die letzten beiden Runden, besonders die letzte Hälfte der letzten Runde, zu steigern. Die festgestellte Zeit ist ein Maßstab für das weitere Training über 2 000 m und der erste Leistungstest.

2 Trainingstage (Mittwoch, Donnerstag):

      2 000 m Aufwärmen in etwa 15 Minuten, 3 Minuten
Gehpause, zehnmal 350 m, nicht schneller als 2:20 Minuten, mit jeweils 50 m Gehpause, 5 Minuten Gehpause, anschließend 2 000-m-Lauf, 1/2 Minute langsamer
als die an den beiden vorhergehenden Trainingstagen
festgestellte Bestzeit. Man muß sich also vorher genau
ausrechnen, wie schnell man jede Runde laufen muß,
und in jeder der 5 Runden die gleiche Zeit erreichen,

damit man sich an ein gleichmäßiges Laufen und Zeitgefühl gewöhnt.

3 Trainingstage (Freitag, Samstag, Sonntag):

2 000 m Aufwärmtraining in etwa 15 Minuten, 3 Minuten Gehpause, fünfmal 600 m Traben in 5 Minuten mit jeweils 200 m Gehpause, erneutes Eintraben von 1 000 m und anschließend sofort ein 3 000-m-Lauf, dabei keine Zeitnahme, sondern im Traben durchlaufen.

7. Woche

Das Training der letzten 3 Tage der 6. Woche wird die ganze 7. Woche an allen Tagen wiederholt, also in der Gesamtkilometerlänge pro Tag von 9 km.

8. Woche

Montag: 3 000 m Eintraben in etwa 18 Minuten, 5 Minuten Gehpause, fünfmal 600 m Traben in 5 Minuten mit jeweils 200 m Gehpause, 1 000 m Traben, 3 000-m-Lauf fast maximal mit gestoppter Zeit, 2 km Austraben. (Insgesamt 13 km).

Dienstag: Ruhetag. Spaziergang von 1 Stunde über 7 km, also schnelleres Gehen.

Mittwoch: 3 000 m Eintraben, 5 Minuten Gehpause, zehnmal 400 m in 2:10 Minuten mit jeweils 100 m Gehpause, anschließend Versuch eines leichten spielerischen 200-m-Laufes und dabei die Zeit stoppen lassen. Anschließend 1 000 m Eintraben und Versuch, 5 km durchzutraben, womit das Training beendet ist. (Insgesamt etwa 14 km).

Donnerstag: Ruhepause, aber 20 km mit dem Rad in 1 Stunde fahren.

Freitag: 3 000 m Eintraben in 18 Minuten, 5 Minuten Gehpause, 3 000-m-Lauf mit 1 Minute Schonzeit gegenüber der Bestzeit, 1 km Traben, 200-m-Lauf in einer etwas schnelleren Zeit als das letzte Mal, 1 km Traben, 5 km Austraben. (Insgesamt 13,2 km).

Samstag: Ruhetag.

Sonntag: Erster Versuch eines Waldlaufs von 8 km im Traben.

Die 9. Woche ebenso wie die 8. Woche.

10. Woche

Montag: 4 km Eintraben in etwa 25 Minuten, 5 Minuten Gehpause, zehnmal 350 m Traben in 2 Minuten mit 50 m Gehpause, 2-km-Lauf mit 30 Sekunden über der Bestzeit, 1 km Traben, zweimal 200 m mit etwa 70 % Anstrengung, also nicht maximal, mit jeweils 800 m Zwischentraben, 3 km Auslaufen im Traben. (Insgesamt rund 15 km)

Dienstag: 20 km Radfahren 1 Stunde.

Mittwoch: 5 km Eintraben in 30 Minuten, 5 Minuten Gehpause, zehnmal 350 m in 2 Minuten mit 50 m Gehpause, 5 km leichter Lauf in etwa 27 Minuten, 3 Minuten Gehpause, 200-m-Lauf maximal und dabei Zeit feststellen, 2 km Austraben. (Insgesamt 16,2 km).

Donnerstag: Radfahren, wenn möglich mit Rennrad, 25 km in 1 Stunde.

Freitag: Ruhetag.

Samstag: Leichter Dauerlauf von 10 km im Wald, eventuell mit Gehpausen.

Sonntag: 2 Stunden Wandern im gewöhnlichen Tempo.

11. Woche

Montag: 5 km Eintraben in 30 Minuten, 5 Minuten Gehpause, zehnmal 350 m in etwa 2 Minuten mit 50 m Gehpause, 5 000 m in 28 Minuten, 3 Minuten Gehpause, Versuch eines 400-m-Laufes, bewußt leicht gelaufen bis 200 m und dann Versuch der Steigerung über die letzten 200 m. Zeitmessung. 2 km Austraben. (Insgesamt 16,4 km)

Dienstag: 25 km Radfahren in 1 Stunde.

Mittwoch: 5 km Eintraben, 5 Minuten Gehpause, Versuch, 10 km in etwa 60 Minuten leicht durchzulaufen. (Insgesamt 15 km).

Donnerstag/
Freitag: Vollständige Ruhepause.

Samstag: Gleiches Programm wie Mittwoch.

Sonntag: Ruhepause, eventuell Wandertag.

96

12. Woche

Montag: 5 km Eintraben, 5 Minuten Gehpause, 25 mal 350 m Traben in etwa 2 1/2 Minuten, 50 m Gehpause, anschließend 600-m-Lauf nach Zeit, 2 km Austraben. (Insgesamt 17,6 km).

Dienstag: 20 km Fußmarsch in 3 Stunden, also in flottem Tempo.

Mittwoch: 40 km Radfahren in 1:45 Stunden mit dem Rennrad, mit dem Tourenrad 1:55 Stunden.

Donnerstag: 5 km Eintraben, 5 Minuten Gehpause, 25 mal 350 m in etwa 2 1/2 Minuten mit 50 m Gehpause, 600-m-Lauf, 5 Sekunden langsamer als die festgestellte Zeit beim ersten Lauf, 2 km Austraben. (Insgesamt 17,6 km).

Freitag: 10 km Eintraben, 5 Minuten Gehpause, 3 000-m-Lauf auf Zeit. Die zweite Hälfte schneller als die erste laufen, 2 km Austraben. (Insgesamt 15 km).

Samstag: 25 km Radfahren in 1 Stunde.

Sonntag: 10 km Waldlauf.

Damit dürfte die Grundausbildung eines gesunden Menschen weitgehend aufgebaut sein, so daß nun nach Gutdünken und abwechslungsreich drei- bis siebenmal in der Woche trainiert werden kann in den verschiedenen nachstehend dargestellten Variationen.

12 Waldnieler Variationen des Lauftrainings für Fortgeschrittene

Der Autor erhält in jeder Woche zwei bis drei Briefe von Menschen, die nach dem vorstehend beschriebenen Grundtraining einen hohen Grad an Gesundheit und Leistungsfähigkeit erworben oder wiedererworben und dabei Spaß am Laufen gewonnen haben und nun mit ihrer Leistung auch im sportlichen Sinne weiterkommen möchten. Für sie sind vor allem die nachfolgenden Variationen des Lauftrainings gedacht, die weitgehend aus der Praxis entwickelt wurden. Einige dieser Variationen sind zugleich auch schon als Spezialtraining für bestimmte Laufstrecken geeignet, was im Text unschwer zu ersehen ist.

1. Variation: Bahntraining, zehnmal 350 m Traben mit 50 m Gehpausen = 4 000 m, anschließend 2 000 m mit 2 Minuten Schonzeit gegenüber der möglichen Bestzeit, fünfmal 350 m Traben mit Gehpausen von 50 m, 2 000 m mit 1 Minute Schonzeit gegenüber der Bestzeit, Tempolauf über 600 m mit etwa 10 Sekunden Schonzeit gegenüber der Bestzeit, als Tempoläufe können auch 800-m- und 1 000-m-Strecken in dem entsprechenden Tempo gelaufen werden.

2. Variation: Zehnmal 350 m Traben mit 50 m Gehen als Einlaufen, danach 5 000-m-Lauf mit 3 Minuten Schonzeit gegenüber der möglichen Bestzeit, einen Tempolauf über 600, 800 oder 1 000 m in der oben beschriebenen Weise.

3. Variation: Geländelauf von 10 bis 20 km nach dem Wiederholungsprinzip in Form von 2 000-m-Läufen mit 2 Minuten Schonzeit gegenüber der Bestzeit und Gehpausen von 3 Minuten oder als 3 000-m-Läufe mit 3 bis 4 Minuten Schonzeit gegenüber der Bestzeit und ebenso langen vollständigen Erholungspausen bis zur Streckensumme von 30 km. Abschließend zum Ausgleich in der Muskelbeanspruchung einige Steigerungen über eine kurze Strecke von 60 m, aber nicht im maximalen Sprint, mit langsamem Gehen bis zum nächsten Lauf.

4. Variation: Kontinuierlicher Wald- oder Straßenlauf von 20 km mit Vermeidung von Hügelläufen, im Tempo nicht schneller, als daß man sich dabei bequem unterhalten kann.

5. Variation: Mischung von Geländelauf 10 bis 20 km und anschließendem Bahntraining, bestehend aus 2 Tempoläufen über 800 oder 1 000 m mit 5 Minuten Gehpause dazwischen. Die Tempoläufe über 800 m mit 10 Sekunden und bei 1 000 m mit 15 Sekunden Schonzeit gegenüber der Bestzeit.

6. Variation: 25 mal 35 m Traben und 50 m Gehpausen, anschließend dreimal 600 m mit 10 Sekunden Schonzeit gegenüber der Bestzeit und als Erholungspausen 400 m Gehen und 800 m Traben, dann erst der nächste 600-m-Lauf. Als Abschluß zum Ausgleich der Muskelbeanspruchung 200 m nach Zeit maximal und 2 km Auslaufen.

7. Variation: 30 km Geländelauf, eventuell mit Gehpausen, abschließend als Bewegungsausgleich spielerisch sechsmal 60 m Sprint, aber nicht maximal aus dem Startloch heraus, und als Erholung langsames Gehen zum Start.

8. Variation: 20 km Straßenlauf in leichtem Tempo mit Steigerung der letzten 2 000 m bis zum Spurt über die letzten 400 m.

9. Variation: Bahntraining für ausgesprochene Mittelstreckler über 800 bis 1 500 m, 8 km auf dem Innenrand des Rasens Eintraben, leichter 200-m-Lauf, 2 Sekunden schlechter als die Bestzeit, 2 Runden Traben, 600 m mit 6 Sekunden Schonzeit gegenüber der Bestzeit, 2 Runden Traben, 200 m, 2 Sekunden Schonzeit gegenüber der Bestzeit, 2 Runden Traben, 1 000 m, 15 Sekunden Schonzeit gegenüber der Bestzeit, 2 Runden Traben, 300 m, 4 Sekunden Schonzeit gegenüber der Bestzeit, Auslaufen, leichter 300-m-Lauf mit 3 Sekunden Schonzeit gegenüber der Bestzeit.

10. Variation: Marathonlauf auf guter Straße, 1 Stunde Schonzeit gegenüber der einmal ermittelten Bestzeit, anschließend zum Ausgleich auf der Bahn zweimal 200 m, 3 Sekunden Schonzeit gegenüber der Bestzeit, dazwischen 1 000 m Traben.

11. Variation: Mischung von 25 km Gelände- und Straßenlauf, anschließend Bahntraining zehnmal 60 m, Steigerungen aus dem leichten Laufen und Traben heraus, 5 Runden Traben, 600-m-Lauf mit 10 Sekunden gegenüber der Bestzeit, 2 Runden Traben, 800-m-Lauf mit 15 Sekunden gegenüber der Bestzeit, 2 Runden Traben, 1 000-m-Lauf, 15 Sekunden Schonzeit gegenüber der Bestzeit, 2 Runden Traben, 200 m maximal zum Ausgleich, 2 km Austraben.

12. Variation: Für 800-m-Läufer: 10 km Eintraben auf dem Innenrand des Rasens oder im Wald, auf der Bahn fünfmal 60 m Steigerungen, 2 Runden Traben, viermal 200 m mit 1 Sekunde Schonzeit gegenüber dem Durchschnitt der Bestzeit über 800 m. (Beispiel: Läuft ein 800-m-Läufer 2 Minuten, so läuft er viermal 31 Sekunden über 200 m, kann aber auch bis zu achtmal 200 m in diesem Tempo laufen, wenn er sich in den Pausen durch eine Runde Gehpause und eine anschließende Runde Trabpause vollständig erholt.)

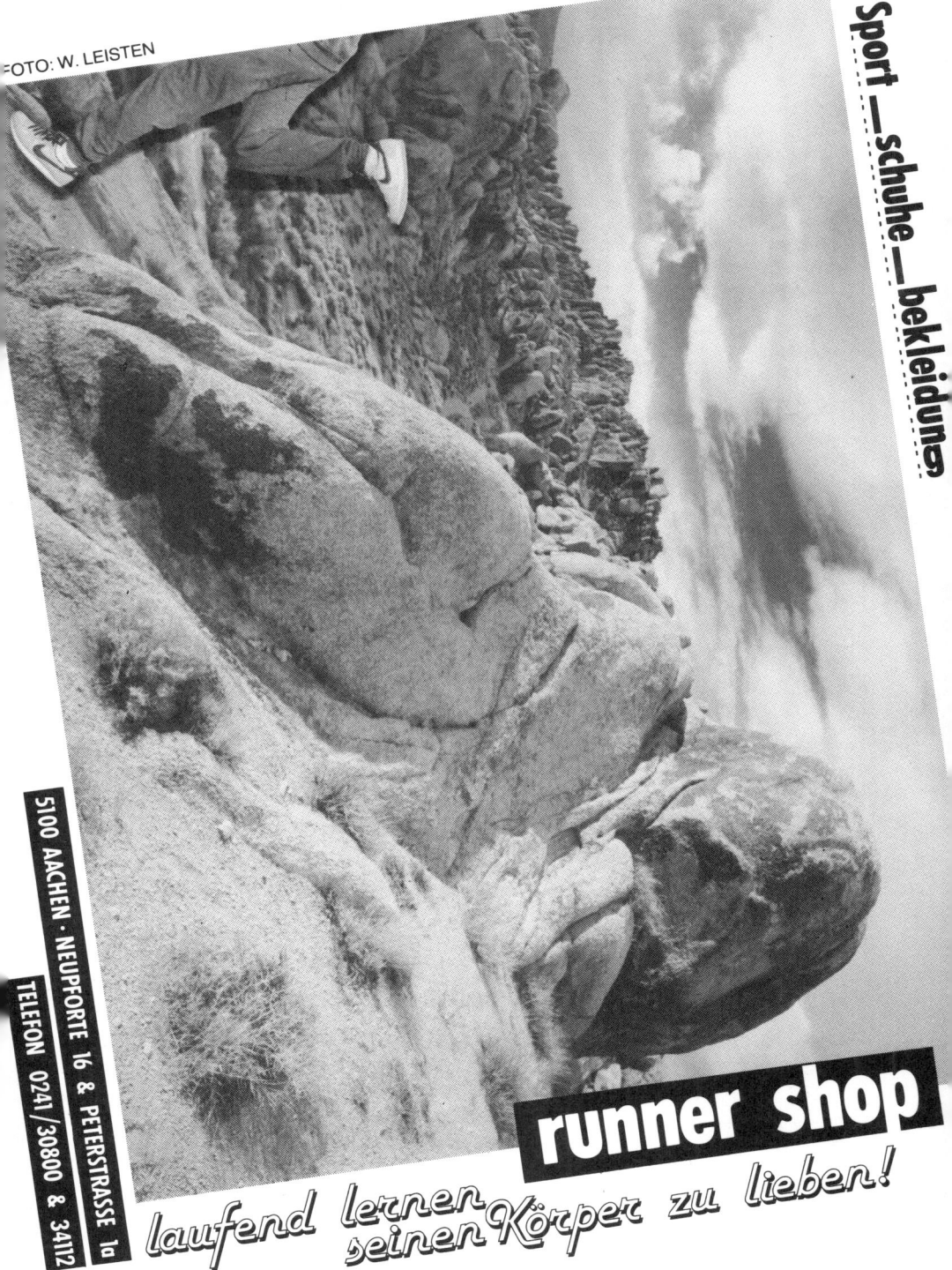

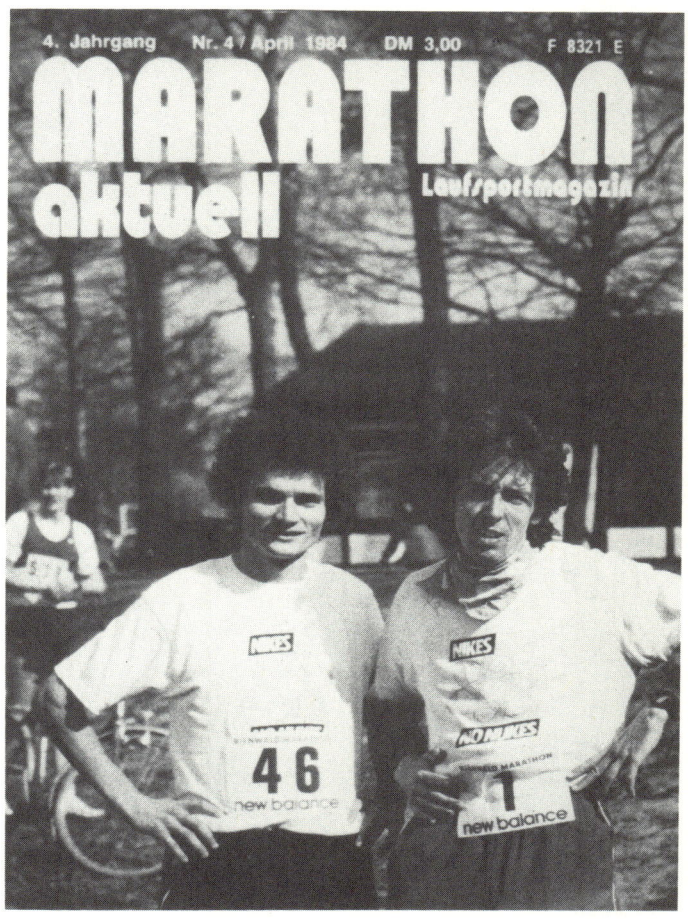